U0114433

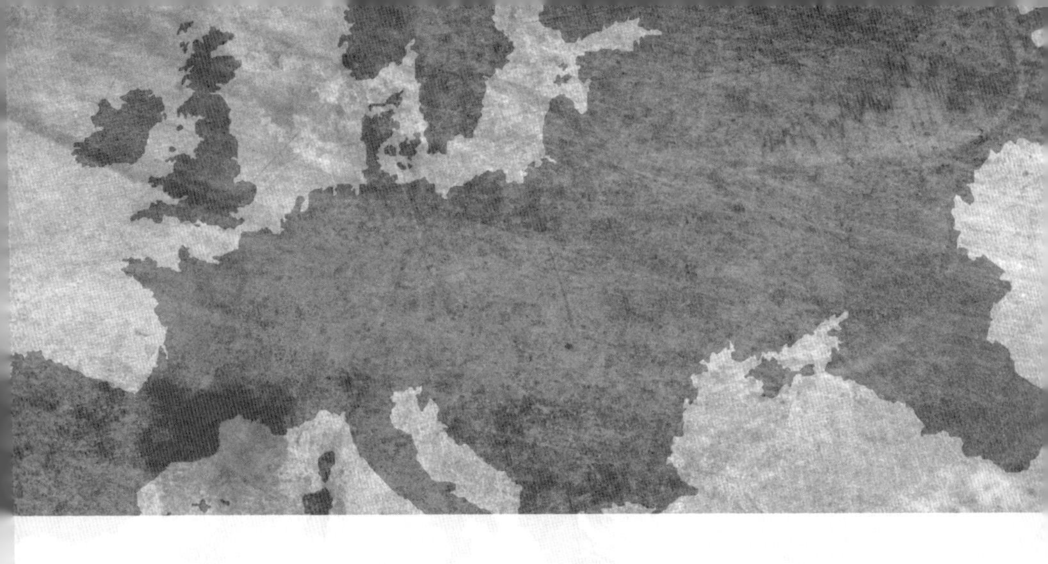

流傳千年的歐洲養生術

薩諾勒醫學院養生之道

Code of Health of The School of Salernum

汪浩 譯

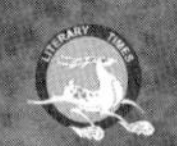

博客思出版社

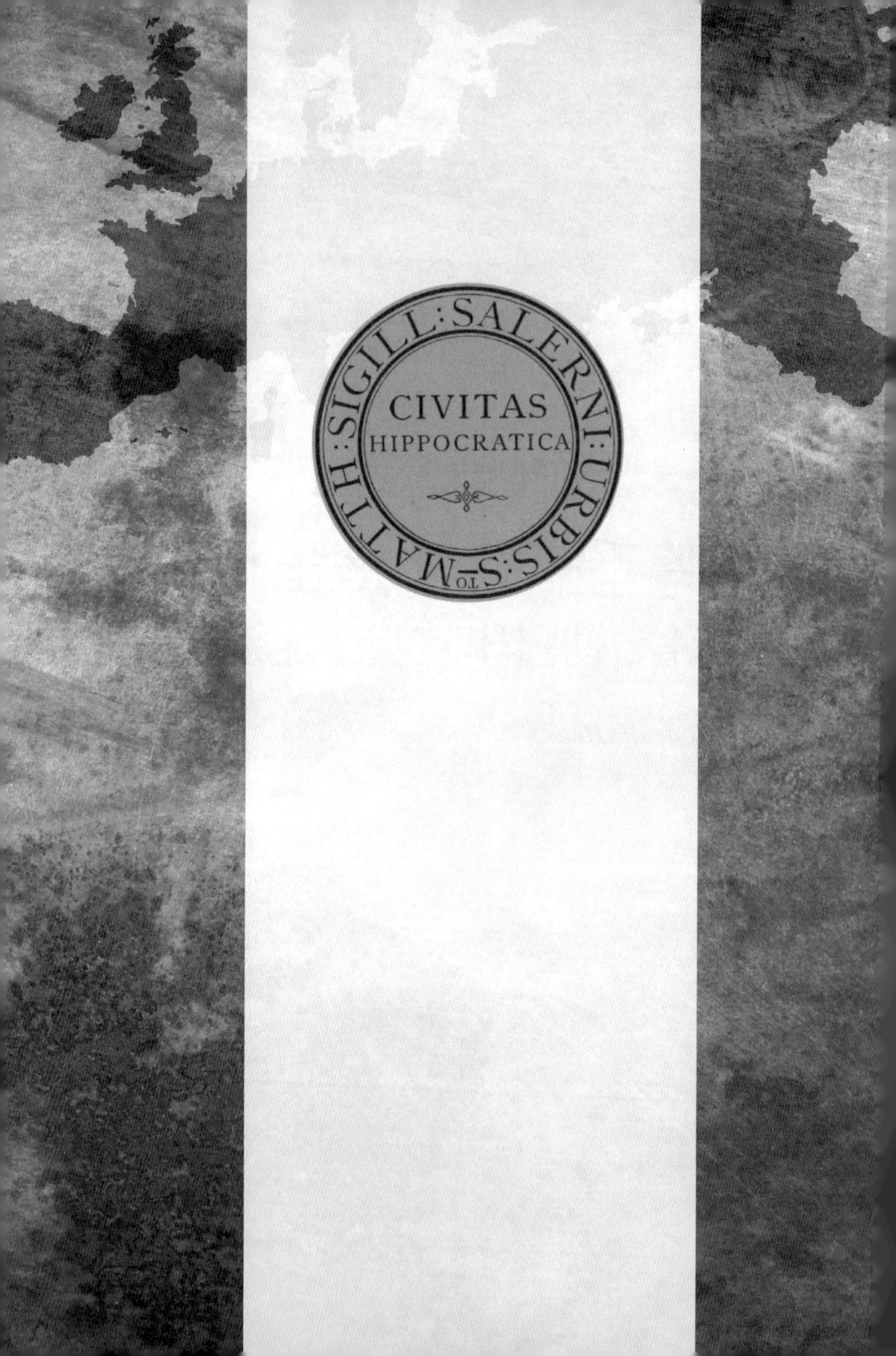
SIGILL:SALERNI:URBIS:S:TO MATTH:
CIVITAS
HIPPOCRATICA

譯者序言

本書是在歐洲歷史上曾風靡近千年的養生保健書籍。成書於西元 11 世紀，是中世紀義大利薩勒諾醫學院醫生寫給英格蘭王子羅貝爾的養生書籍。當時薩勒諾醫學院是歐洲最有名望的醫學院，羅貝爾王子曾在此做過手術。為了讓王子術後儘快康復，也為了讓王子容易記住醫囑，醫生們把對其飲食起居等方面建議寫成一系列利奧體拉丁詩篇，這便是本書最初的創作初衷。本書還有《醫藥之花》《保守健康之道》等別名。由於此書內容通俗曉暢、言簡意賅又兼具薩勒諾歷代名醫研究成就之精華，因此成書後名聲鵲起，在歐洲大為流行，以致被譯為 30 多種歐洲語言，並有所損益。在中世紀本書甚至可以與蓋倫、希波克拉底這些醫界先賢的著作相提並論。中世紀歐洲的醫生能夠背誦幾句本書的詩句立即會被同行刮目相看。

本書的實用性不論是在歐美國家，還是中國都已經在歷史上黯淡下去。但是文獻意義則日漸重要。義大利著名醫史學家卡斯蒂廖尼所著《醫學史》用較多篇幅介紹本書，並引用此書詩篇若干。中譯本對其詩篇有刪節，仍保留10多首該書中的詩篇。這也是我翻譯時的主要參考資料。此書對今天的國人來講，仍是一本很有意義的書。對醫史文獻研究者來講這是瞭解歐洲古代醫學保健難得一部書籍；對於瞭解西方文化的學人來講，這是瞭解西方飲食文化的參考書；對於喜歡保健的讀者這是一本養生保健參考書。

本譯本所選取的翻譯底本是1870年，美國費城利賓科特（Lippincot）出版社刊印的版本，此版本帶有一系列關於此書背景的前言，本人也加以譯出。另詩篇部分，原本為英-拉丁雙語。本譯本以英文為底本翻譯，也參照了原書拉丁文本的一些內容。本人將此譯本詩作部分列為漢-拉丁雙語，同時也將英文整理者J.O.羅斯林所引之拉丁文詩作列為漢-拉丁雙語文本，以便於和本書原版互作對照，也為研究者提供便利。

原書詩篇部分，還附有1861年法語版編輯達倫堡收集的其他薩勒諾醫學院學者的養生詩篇。另頗多詩作中，還帶有維拉・諾瓦的阿爾瑙（Arnold de Villa Nova），或作維拉・諾瓦，阿納爾杜斯（Arnold de Villa Nova）所作之評論與來自於 1861 年巴黎版的評論，作為詩作之增益，有補充解釋之功，本書一併譯出。

本書之詩篇部分，主要側重介紹對健康利弊的食物與生活方式，對天然藥物（類似中草藥類）也有涉獵，可供讀者對當時歐洲醫學關注的焦點和研究方式瞭解一二。本書之詩篇部分原文也有一些為了切合詩韻的特殊用法或歐洲習慣用語，本人翻譯後也加以改易，以切合漢語語言習慣。譬如詩篇中第三篇《午睡》，其中有「若非夏日酷暑甚」一句，原文作：「有 R 的月份裡」（Mensibus in quibus R,），依拉丁文例，即不含五、六、七、八這四個月的其他月份，即並非在夏日的各月；「唯在八月驕陽下」，原文作：「在有 US 的月份裡（Mensibus in quibus US）」，即八月（August）。

本人雖非醫療界從業人士，但家中醫藥書籍不少，我也常常流覽。在美國留學期間，曾對拉丁語書籍與古代歐洲歷史風俗之資料頗有涉獵。饒是如此，認真翻譯此書時，方感能力有限。且不說本書主要內容為 19 世紀古典英文，而且原書還有拉丁、希臘文混雜，語句詰屈聱牙，理解殊為不易，其中有些內容直譯為中文後仍然難以解讀，故而本人也不得不加以注釋以便讀者理解，另本人考慮到中國讀者的閱讀習

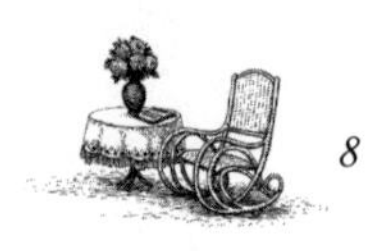

慣，把詩篇譯為三言、四言、五言、七言之詩歌以符合中國古典詩歌之習慣。本人翻譯此書這段時光是工作的時光也是學習的時光。在翻譯這段時間裡，本人得到了身為藥劑師的家父在醫藥知識方面和詩韻方面的指點；熟悉古典語言的拉丁語教師劉勳先生對拉丁文翻譯方面給予了大量的幫助；旅居德國的歐洲歷史類著作翻譯者王順君女士則為本書的翻譯提供了一些歐洲歷史文化方面的資料；歷史類圖書翻譯鄭植先生也為人名翻譯與整理語句順序方面提供了很大的幫助；此外還承蒙河北中醫學院特聘教授趙洪鈞先生作序一篇。令本人不勝感激。

在本書所引之1870年費城版序言中，編輯J.O.羅斯林有言：「我也會對科學的闡述和對前輩拓荒者的工作表示敬意……他們的業績很容易被忽視。」而且，古人所作之著作，雖然因為內容大多已被現代科學理論壓倒以致聲名不顯，但依然對於現代醫學研究和醫學史探究頗有意義。故而本人在翻譯此書與查閱資料時，就感覺到，東西方之古人，所遺留之故智甚蕃，我們今日雖然能承襲他們所遺留的資料，但對其所進行的批判性研究，還遠遠不足，故而本人特意奉上此書，以饗讀者！

趙洪鈞教授序言
—古雅詩韻的西方養生經典譯作

中世紀史稱黑暗的歐洲，在這黑暗的年代卻有一顆明珠在歐洲的大地上閃光，那就是薩勒諾醫學院。該院始建於9世紀末年，到12世紀達到鼎盛，盛名流傳直到14世紀末，歷時500餘年。

古希臘人和阿拉伯人的著作是這所學校的主要講授的教材，此外就是自己編寫的《薩勒諾健康守則》（Code of Health of the School of Salernum）。中譯者譯為《流傳千年的歐洲養生術》也符合原書在歐洲的地位。此書在西方醫學界流傳近千年之久，在流傳過程中不斷增加新的內容。薩勒諾醫學院的教學核心內容盡囊括在這部書中。這不是一部充滿學術詞彙令人望而生畏的書籍，而是由若干首詩歌組成的，類似中國養生歌訣既很實用，但又不失嚴謹的醫學著作。40年前，我在中醫研究院跟從馬堪溫先生讀研究生時，馬先生曾經談及過此書，並且將其翻譯的部分詩作，介紹給我。當時即覺得這是一部通俗易懂的書，每一首詩歌似乎都可以在

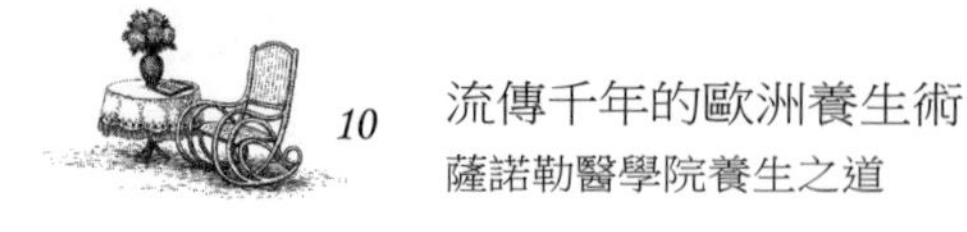

中國古代文獻中找到類似的句子，但是，在中醫史上未見類似書籍。當時即想日後若有人將此書譯成中文，必將對國人瞭解西方醫學發展歷程，西方人飲食療法，生活起居，攝生保健大有裨益。然而40餘年過去，終未有人將此西方醫學界享譽盛名的著作譯成中文。

最近得到阜新汪浩的譯本，閱後甚是欣慰。在學界浮躁之今天，竟有人甘於寂寞不為世俗所擾，為中國讀者貢獻出醫學史上的佳作。可喜，可賀！本書既可資研究醫學史者為史料，又可為研究中西醫比較的人為佐證材料，養生之人讀來也有益處。書中的許多養生歌訣，今天讀來對我們的生活仍有指導意義，比如：「沐髮並刷牙，爾後梳篦理。全身煥然新，四體皆爽利。」「空氣清澈，陽光充足。遠離疾病，臭穢去除。」這在今天依然符合個人衛生保健的原則。「復有白胡椒，溫中胃能舒。咳喘與疼痛，患之即當服。」這樣的詩句讀者也許並不陌生，和中國的方藥歌訣甚是相似。

將此書譯成中文有三大難點，一是原文拉丁、英語、及一些歐洲語言夾雜其中，作為歐美人今日讀懂已屬不易，譯成中文更是很難。二是原文為韻文，翻譯成詩歌更是不易。三是這種實用性的歌訣，尤難翻譯，因為許多詞彙不可替換，譯文尋找韻腳實在難上加難。將此書譯成中文既要有較高的外語水準，又要有扎實的中文功底。很多詩篇讀來朗朗上口，「世間無藥，能敵死神。良醫所為，不令病深。起死回生，自古未聞。養生有道，生年延伸。天賜良道，病痊身臻。」此篇詩作道出了醫學的真諦，譯出了原文的精神，譯文古雅有詩經之韻味。

譯文不能說盡善盡美，但的確達到了很高的水準，再現了原書的精神風貌。樂為之序。

趙洪鈞於石家莊寓所 2019 年 7 月

英譯者前言－重視可垂萬世的醫典

為了追憶昔日那些享有盛名的職業醫生，也為了讓瀕危古代醫術的余脈能為現代醫學奠基，故本人身負重擔修訂此書。歷經九個世紀的滾滾塵埃，在塵封的歷史中這本書再一次被人們認識。此書文本之古奧，言辭之優美，均無與倫比，其光輝至今無法磨滅。保健，在任何時代都是一個大問題。而且，因為生理學和化學知識的發展，本書成書時代的科學知識已經褪色，坐在大自然門口的古老醫學偶像也已遭到粗暴毀壞。但這尊偶像手中象徵調查研究的火炬，卻被傳遞到了薩勒諾（Salernum）名醫們未曾夢想過的今日世界。對待他們的著作，將依下面的準則：我們的經驗哲學理念，對昔日的準則教條，既可擇其善者而從之，也可去其不善而棄之。這對那些前輩醫生們而言或許是不可思議的。

除了這些事實之外，本前言也認可了後人代代薪火相傳的智慧。《薩勒諾醫學院養生之道》是一部不朽之作。儘管本書成書於中世紀後期，以通俗拉丁語寫就，但此書成書後不久就可以與諸如《希波克拉底格言》之類的古代醫學著作相提並論。在那時，沒有一本世俗界讀物比本書還要火爆，而且本書也沒有將其主旨訴諸科學教條。本書是幾個世紀以來西歐醫學的聖經，改變了醫學院校的教導方案，通常被放置在希波克拉底（Hippocrates）與蓋倫（Gallen）的著作旁邊。幾個世紀以來，在受過教育的圈子裡，無論是職業醫生還是醫界以外人士，都在思考本書中廣博的真理，以及一些異乎尋常的建議，對醫學現象的精細描述以及解釋，因為此書彙集了全部前代智慧的結晶。雖然本書並沒有應用利奧體（Leonine）詩律強化其框架，這會讓一些人認為本書可能質樸無華，缺少修飾，而且因韻律不夠鏗鏘有力而不值得推薦。但事實上，此書是醫生的一本箴言書，一本隨身手冊。即使是現代，每個人都一定要致力於記憶一些格言與詩句，這些格言與詩句恰如西塞羅（Cicero）稱頌羅馬先人們創立十二銅表法（Twelve Tables）的詩句所描繪的那樣，「可垂萬世」（ut carmen necessarium）。這樣一位名人能有詩篇跨越幾個世紀存留至今，殊為不易。有一位評論家曾認定，此書有 240 種版本，一說則只有 163 種。但不管怎麼說，兩種說法都表明了本書曾在俗界讀物中名望首屈一指。

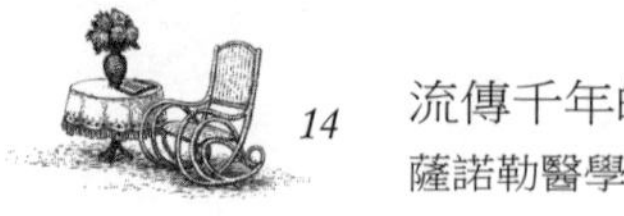

上述文字乃是為推薦本書所陳述，關於此書重現於世的意義毋庸贅言，其價值遠遠超過本前言所鋪陳之內容。無論其中的拉丁文詩文多麼俚俗不堪，也無論其中有多少句讀不諧和文法詩律鄙陋之錯謬——但這些詩篇也都在竭盡所能去闡述其內容，借此表明本書開券有益，每一行文字都在閃閃發光。本書的副本如今頗為罕見，甚至我們最大的幾個圖書館裡也幾乎沒有本書的資訊。此書正如蒼穹之中一個消失了的星座一樣正在被人快速遺忘，而且隨著現代醫生對古典文獻關注度的降低，古代醫學大師的著作正在被漸漸淡忘，但我尚存有對這些著作的愛與敬畏，故而本人奮力鉤沉輯佚這些塵封已久的歷史遺跡，而且我還要把這些遺跡「打扮一新」，譯為英文詩歌，為我們英語界的醫學文本做貢獻。

在 1617 年以前，這部養生著作未曾有過英譯本，而且本人這部譯本比起原本無論在語言和詩律方面都有改進，這可以從附錄當中看到。本人承擔了將原書詩文譯為英文本的任務，翻譯了其中的醫學教條、格言，而且訂正了原書中諺語的差異，協調了韻律，使其更臻完美。求精準於求雅是本人的目標，因為在以往的譯本中，諺語的精髓往往會被破壞，因為這些諺語往往用了迂迴或隱喻的手法；然而，有時這些諺語以雙韻拉丁詩體呈現出來，不可能機械地以英雄體被表述出來。因此只有一種巧妙的手法能夠將其韻味表達出來。所以我在不曲解拉丁原意的基礎上把這本書譯成了英文，望讀者明鑒。如果我真的能把代表古代雅典文明的醫界前輩的星星之火傳遞下去，也是我對科學的闡述和對前輩拓荒者的工作表示敬意，畢竟在這個世變蒼茫日新月異的時代，他們的業績很容易被忽視。

J.O. 羅斯林，紐約，1869 年 8 月

目錄 contents

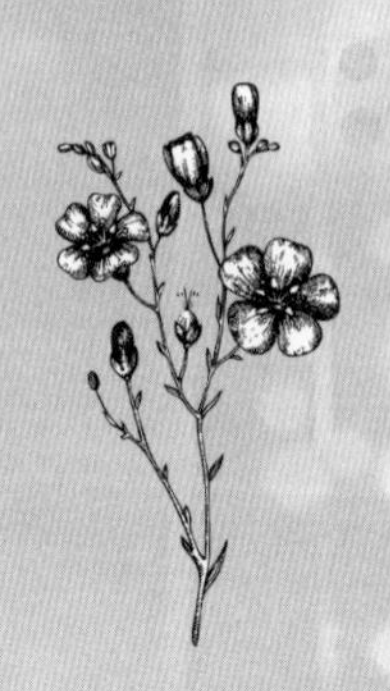

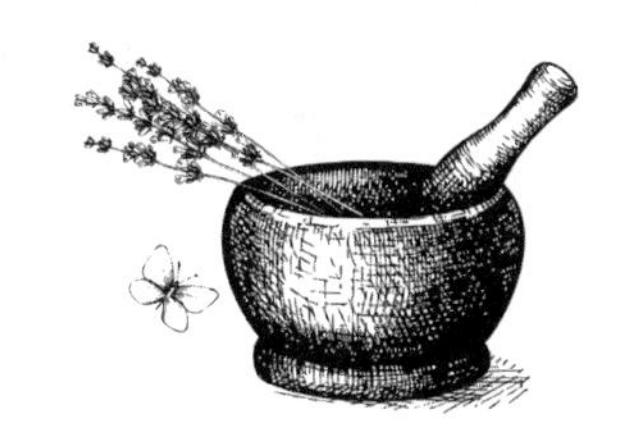

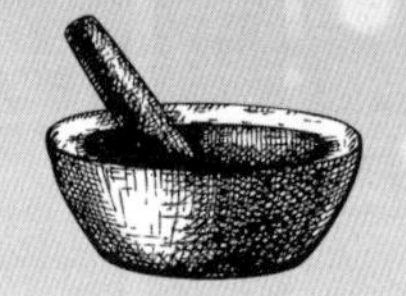

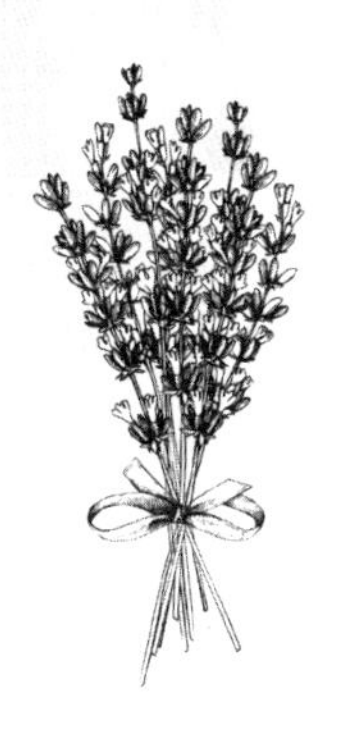

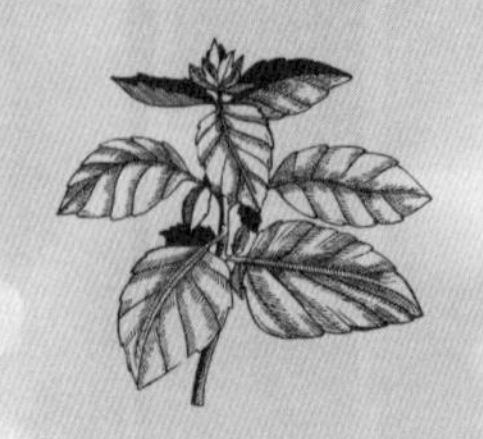

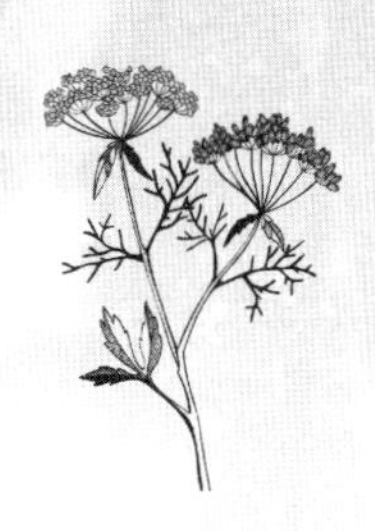

附錄　160

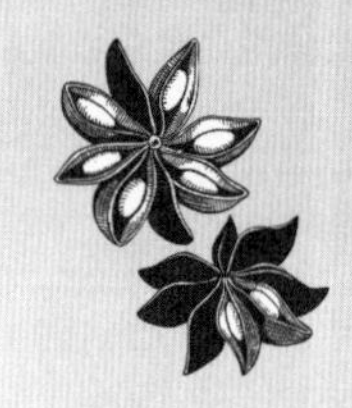

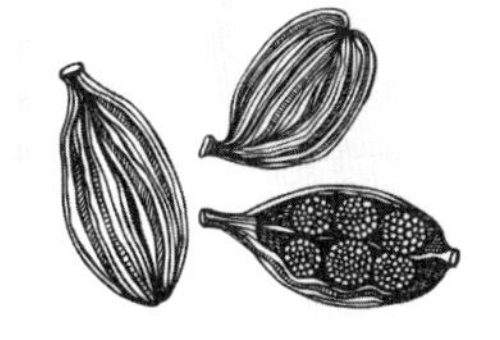

引言

一、薩勒諾歷史概述

薩勒諾詩

北斗高照薩勒諾，密涅瓦神劬勞護。
醫者藝高名蓋世，四方仰慕泉汩汩。
健康伴人日月久，天然生活愜意足。
世間享壽有幾何？女神心意難猜度。
拉切西斯定長短，阿綽波斯剪刀舞。[1]
病來宛如山傾倒，無奈令人徒自呼！

---

1 譯者注：希臘神話中有三位掌管萬物命運的女神姐妹，分別是：克洛托(Clotho)、拉切西斯(Lachesis)、阿綽波斯(Atropos)。最小的克洛托掌管未來和紡織生命之線，二姐拉切西斯負責決定生命之線的長短，最年長的阿綽波斯掌管死亡，負責用剪刀切斷生命之線。

——紅日垂照薩勒諾時所作[2]

Terra Salerni.

Urbs Phcebo sacrata, Minervæ sedula nutrix;

Fons Physicæ, pugil eucrasiæ, cultrix Medicinæ;

Assecla Naturæ, vitæ paranympha; salutis

Pronuba fida; magis Lachesis soror, Atropos hostis;

Morbi pernicies, gravis adversaria mortis.

quo tanquam sole nitenti

Et nitet, et nituit illustris fama Salerni.

這一詩篇，是一名中世紀無名氏作者所作，詩中沒有什麼隱喻的內容，以一段自我誇耀的描述結束。雖然歐洲基督教世界最早的醫學院校，已經雲消霧散了，但是在醫術領域留下了一些不可磨滅的遺產，沒有其他院校能建如此奇功。今天，九百年已經過去了，先人在科學和藝術方面的成就依然讓人永誌不忘。薩勒諾醫學院至今仍享有盛名，歷史地位

---

2 埃基迪烏斯・科伊波蘭西斯（Aegidius Coiboliensis）圖書館編纂，《美德與讚譽》□*Medi-Aevi*□，中世紀醫界詩人，引自克羅克的《薩勒諾醫學院制度》□*Regimen Sanitatis Salernitana*□ 第 54 頁。

舉世無匹，而且還是西方國家中理論醫學界的啟明星與先驅。其文獻的代表性與詳述程度足以與《希波克拉底文集》相媲美，還藏有一些阿拉伯人的後續文化著作，醫學院是古代知識的寶庫與泉源，傳統的堅強支柱，最堅定的傳統醫學守護者。此校對任何形式的經驗主義都抱有敵意，此學院一直精湛於學術，而且在文化領域主張無限界的自由，其學術能力足以讓該學院的任意一名成員列席會議，列席者男女不限。因此，幾個世紀以來，所有的醫學院校都期待著能獲取薩勒諾醫學院這種主持知識界公道的權威，而且也能收集並消化前人的殘缺知識，以它最成熟的學者群體將這些知識奉獻給世界。在任何時代和任何國家，都沒有一家醫學院能在名聲上能與薩勒諾醫學院相匹敵。 而且，在中世紀歐洲的大學當中，只要一提起「飽學的」庫加修斯（Cujacius），任何一位學者都會對這位讓薩勒諾醫學院名聞天下的人物抱以仰慕之情，畢竟薩勒諾也是理性醫學和護理技術的源泉，每一個醫生對薩勒諾的回憶都是「無聲的謝意與不可言說的狂喜」，因為薩勒諾醫學院在歷史上以醫術著稱，名望堪與日月爭輝。據薩勒諾當地史家所言，[3] 薩勒諾這一地名源

3 安東尼奧・馬紮（Antonio Mazza），《薩勒諾城市史》，塞

出於 salum（拉丁文：鹽）一詞，而流經薩勒諾的李爾努斯（Lirnus）河，則更早見諸編年記載，此地名由諾亞（Noah）的長子閃（Shem）所立。

滔滔洪水留遺跡，薩勒諾城立海濱。
諾亞當年至此處，無邊大水漸退盡。
眾人痛哭又流涕，是時有人問原因。
閃家新誕一兒郎，雅法撒名合人心。

Salernum post diluvium a Sale Noe pronepote conditum.
Exulta, cujus studio,
Arphaxad, Sale primogenitum tuo nomine nuncupavit.

在教會中，每當聖福圖納圖斯（Sts. Fortunatus）節時[4]，人們都會唱這首歌，而且，在彌撒以後，還有這樣的

騷魯斯，格萊烏斯，古義大利語文集，第 4 節 §9，邁克爾・紮普雷（Michael Zapulle）《那不勒斯歷史概要》，第 267 頁，「依我們在專門辦公室裡看到的資料所言，這是閃（Sem）建造的薩勒諾教會，並由克羅尼卡（Chronicas）的索米・龐蒂菲奇（Sommi Pontifici）所批准建立。」

4 聖福圖納圖斯節時在每年 12 月 14 日，為紀念聖人福圖納圖斯

祝詞：

「哦，薩勒諾，你是閃所奠基的榮耀之城」。

O Salernum, civitas nobilis quam fundavit Sem.

依照傳說，閃在義大利建立了五座城邑，城名都是以S開頭的，即：西旁圖姆（Sipontum）、薩姆尼亞（Samnia）、薩勒諾（Salernum）、蘇蓮托（Surrentum）和塞納-維圖斯（Sena-Vetus）。但此事大概出於野史傳說，因為與薩勒諾同時出現的城市，無論其地名詞源如何，都是由哥特人（Goth）、蘇維匯人（Suevi）或倫巴德人（Lombard）這些蠻族在羅馬帝國末年的民族大遷徙過程中，在南義大利海岸所建立的殖民點。薩勒諾這座城市，南瀕大海，北倚群山，又被香脂樹林所環繞，這是個看起來對外來客彬彬有禮的地方。本地的修士們也與鄰近的蒙特・卡西諾（Monte Casino）修道院們的修士們攜手，一起投入了研究、實踐希臘人及阿拉伯人的理論醫學之中。因此也有相當數目的病人和學生湧入該城。因此，城中修士醫生們的名聲日漸煊赫，甚至遠征的十字軍將士也對薩勒諾讚不絕口，讓薩勒諾城揚

(Sts. Fortunatus 530-600/609)而設立。此人是一位曾為墨洛溫王朝宮廷服務的主教與拉丁詩人。

名歐洲。當時以及後世的詩人們還創作了《古之遺澤薩勒諾城，全世界為你歡呼》（*Urbs antiqua Salernum, celebrata per Orbem*）這一詩作。由此可見薩勒諾城聲望之隆，而且在醫學研究方面，薩勒諾醫學院是理論醫學領域公認的領導者，一直到16世紀，該校還在康復領域享有盛名。薩勒諾的聲名建立在行善的功德之上，所以這個城市當中，司醫術的密涅瓦（Minerva）女神有眾多不辭辛勞的崇拜者。

二、薩勒諾醫學院

薩勒諾醫學院的歷史可追溯至9世紀，儘管相關專家並未對此達成共識，因為教會與世俗文獻都難以給出證據。[5]在中世紀歐洲，確有一個學校位於該地且發展壯大，而且被認為是歐洲的頂尖醫學院，這是一個不可否認的事實。據記載，早在984年，凡爾登（Verdun）的主教阿達爾貝朗（Adalberon）就曾來到薩勒諾就醫，而蒙特・卡西諾修道院的院長，迪西德里烏斯（Desiderius），即後來的教皇維

5 蒲西諾蒂（Puccinoti），《醫學史》，湯姆（Tom）出版社：第2冊第247頁，利沃諾，1855年。

克多三世（Victor Ⅲ），也曾在1050年來到薩勒諾就醫。亞眠的彼得（Peter of Amiens），也曾對與他同時的薩勒諾醫界名家蓋里奧彭圖斯（Gariopuntus）大加讚譽，將其稱頌為醫界的一代宗師。[6]根據擅長醫學的權威史家魯道夫・馬拉・柯洛納（[7] Rudolph Mala Corona）[8]的記載，在1057年，任何一位訪問薩勒諾的學者，都期望能獲取與飽學的著名教授特羅圖拉（Trotula）共研學術的資格，畢竟此人之才學除他本人以外，無人堪比。但是僅僅數年之後，西西里（Cicily）伯爵羅傑一世（Roger），被學院的醫生授予「專利特許證」這種古代特權。羅莫爾達斯（Romualdos）[9]在其

---

6 《薩勒諾醫學院・引言》，夏爾・達倫堡（Charles Daremburg）博士著，巴黎，1861年，第24頁。

7 譯者注：Mala Corona 係此人姓氏。

8 魯道夫・馬拉・柯洛納通多門醫術，住在薩勒尼塔納（Psalernitana），此地有古代最偉大的醫學院，還有一位擅長醫術的智者以及與他相配的女人，奧德里科・維塔利（Orderico Vitalis），教會歷史圖書館，第3.安（Ann）區，1057年。

9 《希波克拉底與蓋倫拉丁文著作集》，穆拉托里（Muratori）古籍出版社，義大利，第3卷，第930頁。羅莫爾達斯，《薩勒諾記》，穆拉托里（Muratori）出版社，義大利，第7卷，第162節。

1075 年的著作中仍在強調薩勒諾的鼎鼎大名，此作者不僅是一名大主教，也是一名享有盛名醫術高明的醫生。那不勒斯王國的檔案中也有早至 846 年的薩勒諾的醫生的姓名，無論如何，中世紀作家們都會虔誠地提到薩勒諾這一地名，這也是因為薩勒諾的不朽歷史。

人們認為，希波克拉底、蓋倫以及與他們齊名的諸位希臘名醫，是理性醫學的創始人，這些名醫的理論也一直是一些歐洲醫學院校的基礎知識。而今日，從前薩勒諾的競爭對手，蒙彼利埃（Montpelier）醫學院，卻成了其理論的繼承者，而且也有可能是今日世界上最純正的希波克拉底式醫學院。雖然希臘醫學先輩的著作早在西元 6 世紀就已經被譯成了拉丁文，這可由凱西多魯斯（Cassiodorus）的一篇文章證實，儘管今天越來越多實踐主義論文否認了這些資料的權威性，或者說，這種資料的可靠性在一些學校當中搖搖欲墜。後續醫學的發展集中在阿拉伯人，或阿拉伯醫學的先輩當中。阿拉伯文明接觸到了那些已經在西方國家失去地位了的醫學著作，而且醫生們也翻譯了這些著作，並在其專著當中引述這些著作的內容，令其重放光輝。但無論薩拉森人

（Saracen）[10] 是否從薩勒諾手中奪去了醫學的正統（畢竟在9世紀中葉以前，阿拉伯人對於歐洲還是一個掠奪性集團），所有作家都同意，在薩勒諾醫學院的早期發展中，始終如一、毫不妥協的保守主義讓薩勒諾城獲得了「希波克拉底之城（Civitas Hippocratica）」的美譽，[11] 這是一個可以讓薩勒諾引以為傲的稱號，這一傳奇性美譽也在城市紋章當中得以體現。[12]

然而，儘管薩勒諾是經驗主義和實踐主義的共同敵人，儘管這兩種思想早在在蓋倫時代就已被視為是異端。薩勒諾在實踐中利用了通用病理學要素的理性解釋來指導其教學理念。因此，根據約在 1040 年成書的佩德羅塞魯斯（Petrocellus）的《實踐》（*Practica*）與加里奧彭圖斯（Gariopuntus）的《熱情》（*Passionarius*）二書，薩勒諾醫生的病理學實踐模式基本是實踐主義式（狹義和廣義上的

---

10 譯者注：中世紀歐洲人對阿拉伯人的稱呼。

11 安東尼奧・馬紮，《薩勒諾城市史》，第 9 章。

12 譯者注：紋章（英：Coat of Arms），指一種按照特定規則構成的彩色標誌，專屬於某個個人，家族或團體的識別物，自 12 世紀以後流行於中古歐洲。

理論）的，但是在治療學領域，則更教條一些，或言更偏向於希波克拉底一些。[13] 而且，據稱，如果沒有反對實踐主義和經驗主義的決心，薩勒諾的醫生們就會因為自己誤入歧途而良心不安。然而，與此有關的是，這種態度會讓人對學校的名譽存在某種懷疑，儘管這不重要。薩勒諾的醫生也許曾經是純粹的希波克拉底式的，或忒彌斯式的。醫生們可能會說這只是一種幽默的形式，或對自己的醫療理念堅信不疑。他們對病理和實踐的認知可能是相互協調的、或相互矛盾的，一個嚴肅的史家可能會恰當地分析並解決這個曠日持久的問題。但對我們而言這個問題並沒有什麼必要去討論。我們已知，薩勒諾一直在或多或少地汲取醫學上的進步思想，雖然這個進程時松時緊，這是由薩勒諾在理論領域的保守主義所決定的，儘管如此，薩勒諾在九個世紀以來一直是無可爭議的正統醫學之源流，以及所有後來醫學院之母。

薩勒諾學院的章程對醫學學位候選人知識純熟度和技術熟練度的監督非常嚴格。學院選取了聖馬太（St Matthew）

13　夏爾・達倫堡，《薩勒諾醫學院》，第 19 頁。

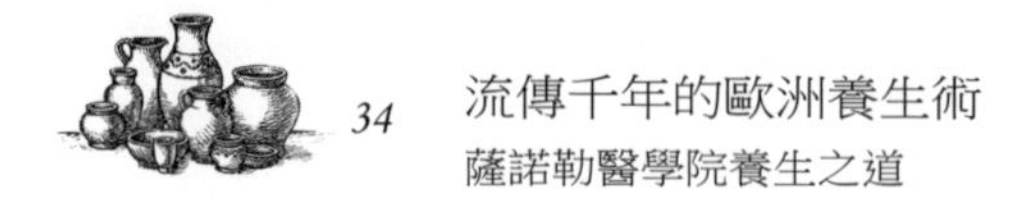

做為主保聖人，[14] 其文章銘刻的格言是「希波克拉底之城（Civitas Hippocratica）」。學院由 10 位教授或碩士組成，他們每個人都實至名歸。[15] 申請者考試也十分嚴格，考試內容需要考生說明蓋倫的治療學理論或阿維森納（Avicenna）的第一部著作，還包括希波克拉底的格言與亞里斯多德（Aristototle）的分析學。如果考生通過考試，就能獲得文學碩士學位和醫生資格。

應考者年齡下限為 21 歲，還需要提供已經學醫七年的證明。如果某人不是在任何一個科目都勤奮學習，他就無法得到學位，如果應試考生想獲得作外科手術的資格，他還需要額外學習解剖學一年。但是每一位學生，無論獲得學位與否，都必須要向醫生協會宣誓並聽命於這一協會，誓詞為：不得向窮人索取費用，也不應與藥劑師分享收益。在宣誓過後，每個學生都要領受一本書——還要在手指上戴上一枚戒指——頭上被冠以桂冠，末了還要領受一吻。

14　譯者注：使徒聖馬太之骨灰亦藏於薩勒諾之聖馬太大教堂。

15　斯普倫格爾（Sprengel），《醫學史》，第 2 卷，第 142 頁。

這一系列儀式也隨著時代改變而改變，儘管薩勒諾所代表的醫學正統地位已經不再了，但給予學生以正統性榮耀和醫學正統地位的精神至今沒有衰減。另有一條規定，應考學生必須要事先學習三年邏輯學、五年醫學與外科學，方有資格參加考試。而且考生還要向醫生守則宣誓，對其他一些事務也要恪盡職守，而且一旦發現藥劑師偽造藥物，就要立刻被告官。

另外，藥劑師有義務按醫生指示調劑藥物，並按固定價格出售。

在 1225 年，弗雷德里克二世（Fredrick Ⅱ），給予了薩勒諾和那不勒斯（Naples）的大學在那不勒斯王國內授予醫學學位和從醫執照的特權。考生一旦被錄取就可以獲得皇家認證的碩士頭銜。被錄取的學生在跟隨一位老醫生學習五年醫術以後還要再學習一年法律。但在這五年學習期間，學生也許還需要當眾講課。此外還有一條明顯被認為是道德義務的規則，即禁止醫生分享藥劑師的利潤或自己開藥店。

學校傳授的教學內容僅限於官方認證的希波克拉底和蓋倫著作中的原則。

對患者收取的費用也依據時間和距離進行適當調整。因此，在面對官方應召和日間城市內居民的需要時，醫生一次收費半塔倫努斯（tarenus）[16]，如果需要出城上門服務，則一次對患者收費三塔倫努斯或四塔倫努斯；病人可能會一天內呼召醫生兩次，白天一次夜間一次。如有窮人呼召，薩勒諾醫生可無償服務。

---

16 塔倫努斯是一種金幣，一塊等價於兩塊那不勒斯卡利尼（carlini），或相當於我們今日金本位制度下的八美分（1870年的匯率），依此匯率，有薩勒諾碩士學位的醫生在應官方呼召或一次在城內出診收費四美分，出城出診收費 24 美分。

醫者收費誠低廉，效法希波克拉底。
行醫只為得美名，不求細細較銖錙。
只消金錢一落手，病痛除去無恙疾。
病人若有猶豫處，退還診費不遲疑。
維德 附錄，《承蒙醫生救治》。

Content with little, like Hippocrates,
They practiced more for honor, than for fees.
But when the fee was earned, the visit made,
Without delay, they asked to be repaid.
Vid.Appendix, Ad Pracavendum ægrorum Ingratitudinem.

藥材商（stationarii）與藥劑師（confectionarii）都被置於醫生監督之下，如未得醫生同意，他們不得擅自定價，也不得與醫生分享利潤。藥商所銷售之藥物與藥劑師所調劑之藥物，也要依據藥典嚴格審查；這類人數量有限，他們所居的城鎮也要耐心指導他們的行為，他們為藥品所作的定價取決於藥品的保質期。帝國政府還委派了兩名檢查員專司藥品品質監督，負責監督幹糖漿和糖漿的製備工作。這兩位檢查員還對醫藥違法行為有執法任務，可處罰故意傳播傳染病、下毒、下春藥及其他不法行為，在這一方面，薩勒諾的法律領先於時代，即使在今日也罕有其匹。因為這些法律（特別是其中涉及藥劑師職責的部分），時至今日仍然是每一個文明國家效仿並採納的典範。

弗雷德里克二世皇帝還同樣明智地以立法手段規範製藥用藥過程，但他選擇了那不勒斯的一家醫學院，也是薩勒諾醫學院的對手專司此事，這是對薩勒諾醫學院的致命打擊。但無論是何種動機觸發了這一舉動，薩勒諾醫學院豐贍的知識，以及人們對其神聖傳統的尊重，還是讓薩勒諾成為了一處繼承希波克拉底傳統的聖地，這也使得皇帝的政令對薩勒諾的傷害無法深入。雖然僅僅傷及皮毛，但是這種行為也使得薩勒諾的活動開始黯淡。博洛尼亞（Bologna）和巴黎

（Paris），都是薩勒諾的有力競爭對手，他們亦步亦趨地模仿薩勒諾的教學並在這一領域超過了薩勒諾，很快就取代了薩勒諾的位置。薩拉森人醫學對希波克拉底理論的滲透在薩勒諾變得越來越明顯。只有外科系還在秉承著正在日漸衰微的希臘傳統。但是，無論時代怎樣變遷，這一科系一直在人們心中無足輕重。畢竟，這一科系本能地抗拒時代的進步，守護著古代的權威，這也許很公平，但不夠嚴守傳統；但事實上，這背後有一個偉大的名聲[17]在起著巨大的歷史作用，他在名人的殿堂中戴著王冠，他的名聲不會褪色，其統治地位不會終結。因此，直至上個世紀中期，薩勒諾醫學院仍然被醫學界視為是一大醫學權威，在1748年，（內科）醫生和外科醫生之間誰地位更高，還在法國醫界引發了一大讓人頭疼的爭議，巴黎醫學院甚至官方發函與薩勒諾醫學院，要求薩勒諾的律師和助理對此事做論斷並為巴黎醫學院辯護。這是薩勒諾在歷史上最後一次展現名校聲望，1811年帝制廢除以後，薩勒諾只能集中精力於少數幾個中心，事實上這時候薩勒諾的聲名已經全然倒掉，只能為體育場館和預備學校提供職位。

17 譯者注：指薩勒諾醫學院的聲名。

到這時，彰顯著南歐文明光輝以及做為所有基督教醫學院之母的薩勒諾醫學院，已經壽終正寢，在醫學教育研究方面，它已成為一顆白日的星星和牽牛花[18]。薩勒諾起初崛起，是因為中世紀的黑暗，薩勒諾還讓許多醫學文獻得以重見天日，忠實堅守其信念與信條長達九個世紀。有什麼學校能在醫學研究領域與之相比？理性醫學在哪裡能找到如此堅固持久的神龕？每每想到古老的薩勒諾大學今不如昔，不免讓人傷悲，它並不是昔日薩勒諾醫學院（MSS）榮光的一塊有價值的碎片，僅有圖書館依然藏書豐贍；昔日的光榮散落在積滿塵土的書架上，偶爾會被古董愛好者發現。雖然薩勒諾業已落寞，但薩勒諾的名字與榮光不會死去，我們期待我們所引用的詩人的預言會實現：

湛湛長空，紅日高照。
薩勒諾名，必再閃耀。

quo tanquam sole nitenti.
Et nitet, et nituit illustris fama Salerni.

18　譯者注：指薩勒諾在教育研究領域成就已經衰落。

從 1480 年起，印刷界就一直在印刷薩勒諾大師們的著作，儘管這些著作在今日醫生當中已經鮮為人知，甚至書名都少有人留意，但這些作品並沒有消亡。而且，在那些關注傳統、法律、哲學與先賢智慧的人們眼中，這些著作一如昔日，仍然被受到極大的重視。畢竟，這些著作，已經是一筆醫界的遺產，至今依然受到重視，但現在卻一無所用，在今天，這些著作有極大的歷史意義，但現實意義卻稍遜。在任何地方，任何人都要承擔著他的社會關係，而且還要對此承擔義務，所以人們不得不表現出工匠精神以超越固有的懦弱，還會以榮耀他事業的諸多偉大名人為榮，他們會為自己工作的成果和品質感到焦慮，而更多的焦慮則劃了一道線，頂起一塊石頭，並且從時間的謙遜之手中保存、修飾人們的記憶。

眾多飽學之士榮耀了薩勒諾的名聲，他們的名字，也被 M. 德 . 倫濟（M. de Renzi）從歷史的煙塵中發掘了出來[19]，被銘刻在了他們應有的歷史光榮榜上，而且被他發掘出並加以詳述的，俱是醫術絕倫之人。對於那些可能傾向於更深入地研究這個問題的人，我們會推薦閱讀一下作品，

19 《薩勒諾醫學全集》，那不勒斯，1852 年 -1859 年，第 5 卷。

彼得・迪亞科努斯（Peter Diaconus）的《圖說人類》（*De Viris Illustribus*），萊昂尼（Leone）的《蒙特・卡西諾修道院紀事》（*Chronicon S. Monasterii Casinensis*），彼得・迪亞科努斯的《中世紀及文藝復興時期對拉丁文聖經的解讀》（*Bib*：*Med*：*et Infim*：*Latin*：），馬比雍（Mabillon）的《聖本篤公告編年》（*Annates ordinis S.Benedicti*），以及最後幾部著作，A. 馬紮（A.Mazza）的《薩勒諾史》（*Hist*：*Salerni*），見於格萊烏斯・泰騷魯斯（Grævius Thesaurus）的著作之中，羅穆亞爾德的《薩勒諾醫術大觀》（*Chronicon Salernit.*），見於穆拉托裏（Muratori）《義大利文藝復興時代手稿集》（*Scripts. Rer. Ital :*）之中。

在這些留下了醫學著作的不凡之人當中，修道院長伯塔里烏斯（Abbot Bertharius）是年代最早的人物之一，但他在著作中沒有明確說明他的具體話題。他的後繼人阿爾法里烏斯（Alfarius）寫了四個幽默故事，迪西德里烏斯（Desiderius）也以醫術聞名，而不僅僅是一名哲學家和理論家。迦太基的康斯坦丁（Constantine of Carthage），曾在巴格達（Baghdad）學習了很長一段時間，後來才奔赴薩勒諾，他以著作卷帙浩繁且涉獵頗多聞名於世，他的一位門徒，約翰（John），曾著有一本格言集。加里奧旁圖斯（Gariopuntus）也有關於那個時代的著作。尼古拉烏斯（Nicholaus）有著作《解毒藥》（*Antidotarium*）傳世。穆桑迪努斯（Musandinus）長於飲食學。毛魯斯（Maurus）長於尿道和靜脈切開術，巴托羅買（Bartholomæus）和科豐（Cophon）長於醫學實踐。還有許多薩勒諾的畢業生在醫學實踐以外的領域更為出色，他們的大名也垂於後世，如聖布魯諾（St Bruno）和羅姆阿爾杜斯（Romualdus）。

在任何地方，人們都對這些醫界名流有著一種對著名騎士般的崇拜。薩勒諾也向傑出的女性們敞開了大門。她們當中的一些人甚至也成為了教授，留下了不輸於其男性同事的作品。譬如，阿貝拉（Abella）在她的兩部著作《黑膽汁質》（*De Atrabile*）與《人類本原》（*De Natura Seminis Homini*）中留下了同一首詩，墨丘利亞迪斯（Mercuriadis）留下了著作《發熱疫情所造成的危機》（*De Crisibus*）《傷口癒合術》（*De Febre Pestilenti* ）《香水》（*De Unguentibus*），麗蓓嘉（Rebecca）有著作《發燒》（*De Febribus*）《尿與胚胎》（*De Urinis et de Embryone*）[20]，

20　克羅克，《癒合術》(Regimen Sanit)，薩勒諾：第 14 頁。

特羅圖拉（Trotula）有著作《女人的情感》（*De Mulieribus Passionibus.*）。薩勒諾的道德信條認為，無論男女，借上帝賦予的能力，去從事不同的事業都是符合公義的，這在今日這個擁有更多智慧的年代，也有可能會被人為了利益而去拙劣模仿，這種行為的安全性也為上述諸多女性醫生的著作所證明，這些女性醫生也證明了她們是一群保守而嚴守醫學正統的著述者。

三、名為《薩勒諾養生之道》或簡名《薩勒諾醫學院》的詩歌

無論對薩勒諾醫學院的著作做出怎樣的評價，它們都對科學做出了很大的貢獻，即使是現在收集到的著作，也都版本不一[21]。但這些著作當中，名聲最大的還是著名詩作《保

21　《薩勒諾醫學全集》《未發表之薩勒諾醫學文獻》，G.E.T. 門塞爾（G. E. T.Menschel），C. 達倫堡（C.Darenburg），S 倫濟，上述有關薩勒諾醫學院歷史的內容由 S. 德 . 倫濟在那不勒斯出版，1852-1859 年，第 8 卷第 5 部分。

守健康之道》[22]，此詩篇曾有多個名字，但最終定名為《醫藥之花》，一直到 18 世紀，所有醫生都給此詩篇一個無與倫比的讚譽，「必備之詩篇」。在中世紀，若是對這一詩篇從頭到尾都一無所知，在必要時也不能引用這一作品中的詩句，則會讓醫界人士對其專業知識產生懷疑。確實，此詩篇在每個階層的受過教育的人群中都大受歡迎，而且人們將其與所羅門（Solomon）的箴言相媲美，作為一本通俗的大眾醫學讀物，它對所有認可它的人都大有用處，也能為人們日常的醫療養生提供常識性的意見。所以早在 1480 年[23]，此書的一個版本問世以後，就廣受認可與讚譽。[24]自從那時以來，根據保德里・德・巴爾扎克（Baudry de Balzac）的描述[25]，這一詩作已經出版了 240 版，而且各版本幾乎覆蓋了

---

22 「對薩勒諾特殊的愛及薩勒諾的榮譽，這必須代代相傳，並且要人保持健康。」西爾維烏斯・紮克（Sylvius Zacch），鹿特丹薩勒諾學院分校，1648 年。

23 「在薩勒諾，沒有一個人不是醫生。如果不是在這裡，那麼就會罕有這種機會。」——西爾維烏斯・紮克，出處同上。

24 《在蒙彼利埃》，維德・布魯涅（*Vid Brunet*），Manl: du Lib : 第 3 冊，第 541 頁。

25 《薩勒諾醫學全集》，那不勒斯，1852 年，第 417 頁，達倫堡和

全部現代歐洲語言。亞歷山大 • 克羅克爵士（Sir Alexander Croke）[26] 則為我們列出了一份清單，內含 162 個版本。

四、詩篇的版本

第一個版本，帶有維拉 • 諾瓦的阿納爾杜斯（Arnaldus de Villa Nova）所作之評論，於 1480 年印刷於蒙彼利埃，此書為四開本。後續又有不少於 107 種原始拉丁文版本問世。

在被譯為其他語言的文本方面，見下列表格，最早的版本是 1474 年的德語本，已列入下列表格之中。

倫濟的重新編輯本，那不勒斯，1859 年，第 128 頁。
早期版本書名標題不一致，或作《薩勒諾養生之道》，或作《薩勒諾良方》，或作《保健之道》，僅有薩勒諾醫學院稱其為《醫藥之花》，見前述西爾維烏斯所言。

26 關於此書版本、出版地點及年份、負責編輯之詳細清單，見克羅克《薩勒諾養生之道》，牛津（Oxford），1830 年，第 67 頁。

語言	版本數目
德語版本	16 種
法語[27]版本，始於 1501 年	19 種
義大利語版本，始於 1549 年	7 種
荷蘭語版本，始於 1658 年	1 種
波西米亞語版本，始於 1721 年	1 種
波蘭語版本，始於 1532 年	1 種
希伯諾 - 凱爾特語版本[28]	1 種
英語版本[29]，始於 1530 年（算上本版）	10 種
合計	56 種
附上先前所提及的 107 種拉丁文版本後，版本總數目	163 種

由此可見本書曾大受歡迎，而且持續幾個世紀熱度不減，這是因為這部作品並不是簡單依賴於詩文之工巧，也不是簡單利用人們對相關作者（讓該書獲益良多）的崇敬之心，故而能經久不衰。主題以外的因素引發的偏見不可能持久，也不會讓後人代代相傳或依例效仿。唯有真理能經得起時間的考驗，如果某人的作品能夠延續幾個世紀受人景仰，我們就要細究其因了。真理言簡意賅，富於暗示性，以優雅而又有韻律的語言被表現出來，這樣還可以賦予詩篇以不朽的韻律以便於記憶。本詩是一篇以平實不工的語言寫出，且充滿了日常生活之感的詩作，而且還能對生活中要緊的不健康現象提供藥方解決，可以帶回家去按方抓藥，語言特徵也

---

27 還應該加入兩個版本，1825 年版與 1861 年版。

28 譯者注：希伯諾 - 凱爾特語（Hiberno-Celtic），即對愛爾蘭語的拉丁化稱呼。

29 在這 9 個版本中，僅有 3 種譯本不同，而且在其餘 6 種中，迄今為止僅有 2 個版本得以付印，其他版本均僅藏於薩勒諾醫學院。甚至最完備最雅致的，出於 A. 克羅克爵士之手的古典版本，也沒有給出一篇新英文譯作，而是重複使用了一種古代譯本。第 132 頁有該譯本之節選。

正如培根（Bacon）對其散文的描述，「記錄生活中的要事與瑣事。」在中世紀歐洲，本詩篇也有數不勝數的仿擬之作，可見於任何一個可以與薩勒諾相匹的醫學院中，但本質上，這是在公眾中以最強有力的方式向薩勒諾的作品表示敬意。

五、詩篇的歷史

該詩篇的源頭就有一種浪漫主義色彩，儘管這可能不會讓作品增光添彩，也不會對文章大意產生影響。詩文所述事實多數是歷史性的，而且與第一次十字軍東征關聯很大，詩中既沒有任何憑空想像的內容，也沒有借自遊吟詩人作品的內容，更沒有與作者所處情況相關的內容。此詩作，是一部透過了傳奇文學薄霧而尋求真理陽光的作品，是一部有關於一位勇敢而不幸的基督徒王子兼戰士及其夫人，一位有自我犧牲精神的公主的作品，還提及了他們身邊的彬彬有禮的醫生和哲學家們構成的小圈子，這些智者們向那位諾曼王子交涉了很多成熟而完備的醫學知識，形成了一部足以傳遍世界、光耀萬代的醫學著作。在這智慧的礦井之下，是最純的礦脈，智者們用簡短的而有說服力的教條來表達他們的意見，所以眾人都贊同他們的真理，而且詩中還對這些作者極盡讚譽：

薩勒諾大道，襲自大衛王。
教誨勤不倦，四海美名揚。
昔人故智蓄，多入丘墓旁，
唯在薩勒諾，可保萬年長。[30]

Hæc sunt quæ scripsit Regi Schola docta Salerni,
Dogmata, quæ totum lustrant per secula mundum
Testantur studia antiqui, at per magna Salerni.

諾曼第（Normandy）公爵羅貝爾（Robert[31]），是「征服者」威廉（Conqueror William）的次子，跟隨布永的戈德弗魯瓦（Godefroi de Bouillon）參加了第一次十字軍東征，抵達了聖地[32]，並且曾在 1096 年於薩勒諾逗留。那時的薩勒

---

30 伊俄（Io），《法蘭西斯》，倫巴底（Lombardus），見於《伯曼百科全書》，古義大利語，第 9 冊第 4 章。

31 譯者注：Robert 這一人名，若依英語，當譯為「羅伯特」，然此時英國尚被來自法國諾曼第的王族所統治，上流社會習法語而不通英語，故本人依法語語音，譯為「羅貝爾」。

32 譯者注：「黎凡特地區」（Levant），即托羅斯山脈以南、地中海東岸、阿拉伯沙漠以北和上美索不達米亞以西的一大片地區。

諾是諾曼人的阿普利亞（Apulia）公國的一處大都會，毫無疑問，他見識了薩勒諾醫學院的名望，不僅如此，他還領教到了薩勒諾教師們的卓越能力。在那年春天，他造訪了大名鼎鼎的蒙特 • 卡西諾修道院，乞求修士們為他向修道院的主保聖人聖本篤（St. Bennidict）祈禱，爾後，他泛海前往黎凡特（Levant）地區，按時參與了圍攻尼斯（Nice）的戰役。在耶路撒冷（Jerusalem）的秋天過後，羅貝爾的右臂受了箭傷，據估計產生了瘺管病變。羅貝爾聽聞哥哥威廉 • 魯福斯（William Rufus）身亡以後。就起身回英格蘭去繼承王位，在途中路過義大利時，羅貝爾又前往薩勒諾就醫，以治療他右臂的重傷。這一傷口是一支毒箭所造成的，醫生們都表示如不把毒物取出，他們就會束手無策。然而這種操作風險甚大，任何一個想承擔責任的醫生都擔心，這會讓這位勇敢而虔誠的王子陷入臣民不再愛戴他的困擾之中。而且這位王子也偏向於維持自己的殘疾之身。但是他的夫人聽從了醫生們的勸告，卻沒有告知自家丈夫。幾經周折後，在羅貝爾入睡時，醫生們做了從傷口取出毒物的手術，徹底改變了病情，羅貝爾也獲得了全面的痊癒。這一手術大獲成功，也為治療瘺管增添了一個特殊案例（見第 83 篇）。薩勒諾的醫生們還在市政廳聚集在一起，為慶祝此事而賦詩，詩篇收錄於《薩勒諾養生之道》中，這也是為了守護健康之道。此詩篇中把羅貝爾視為英格蘭之王，畢竟這合乎其兄長威廉·魯福斯去世以後的繼承法法理，儘管他還未能踏上寶座，雖然這種描述看上去似乎是無根之木。外部的歷史證據與薩勒諾的內部資料都表明，羅貝爾是唯一一個在詩篇中獲得敬意的人物。

薩勒諾詩篇的作者中，最晚也是名聲最佳的一批權威之一，夏爾·達倫堡（Charles Daremburg）博士，是最勤奮的一名收集者、注家兼國家圖書館館員，給《薩勒諾養生之道》提出了寶貴意見。正如帶有維拉·諾瓦的阿納爾杜斯所作評論的那個版本所言，本書是醫學狂想家的作品，其源流就是非個人化的，而且成書時間未定。故而達倫堡有這樣的評價：

> 如果我說能有什麼瑣碎的作品可以冠於群書，那麼我會毫不遲疑地首推《薩勒諾養生之道》。因為這部著作是從 A. 德 . 維拉 . 諾瓦先生那裡傳下來的，是醫界詩人的作品。它還代表了始於 11 世紀中葉，終於 15 世紀初葉的一個詩歌時代。然而，沒有證據能表明本作的創作時間或有無後續篡改，也無法查明本作的成

書時間。因為薩勒諾所藏的全部詩作都要早於維拉・諾瓦的阿納爾杜斯作注之版本，而且未署作者人名或作品名。似乎每一詩篇的作者都參與了創作，但沒有一人的作品與眾不同，或者更確切地說，這是在衛生問題上針對普遍常識的忠實回聲。

達倫堡又對詩篇的主旨做了下列評價：

無論這部養生之道是怎樣成書或被醞釀的，它在成書之時就是一部既能上承先賢，也能擷取當時智慧的著作。其文字也多含原創的格言與警句，內容對健康的指導不僅真實有效而且至關重要。維拉・諾瓦的阿納爾杜斯先生所作的評價也有這種意見，他認為書中給出的意見高度關注營養學。因此排除了有關疾病與療法的描述，也沒有列出一長串清單，列出薩勒諾醫學院所能特別提供的天然或加工後的藥物，這種冗長的清單入不得作者或整理者的法眼。[33]

我們一定要記得，對該詩篇的嚴肅研究中，人們認為

---

33 《薩勒諾醫學院》，引言，第 56 頁，第 58 頁，巴黎，1861 年。

薩勒諾醫學院並非是一座奧古斯丁時代的古典學校，此詩篇也並非以維吉爾式拉丁語寫就，押韻程度也不是很高。而且我們發現，此詩篇更符合羅馬共和國早期的詩歌風格（如奈維烏斯（Nævius）與恩尼烏斯（Ennius）的作品。他們作品的押韻程度不高），而非晚近的風格，但這其實並不是有意為之的。薩勒諾醫學院的語言並非如其他流行於古羅馬帝國的順口溜一般，粗鄙無文乃至強橫無禮。在那個文化不彰的年代，受過教育的人們覺得薩勒諾的作品恰恰是合乎詩律與語法的。我對本詩作的評價，也遠不及亞歷山大・克羅克爵士，[34] 這樣評價這一詩作：

> 此作詩體雖然有些粗糙，其中也含有抄寫員謄抄時所產生的訛誤以及原有的錯誤。甚至有些行文語法訛誤足以貽笑大方，人們可以很容易地走出過去（ανανχολουθαν）或自我改變，人們之間往來的紐帶和習慣有時也會發生變遷，這種變遷一般而言無規律可言，而且往往數不勝數，儘管這會造成一些事物的錯位。在本書之中，音節的數量，甚至是重音，都經常被忽視。

34 同上，第 31 頁。

六、詩韻

某些人認為，此詩篇以利奧體（Leonine）[35]或經文韻寫就。這曾是一種深受諾曼人喜愛的詩體，此詩體通常用於為偉人編撰英雄史詩，因為這一詩體比簡單的六步格更為鏗鏘有力。敘述羅洛公爵（Duke Rollo）的事蹟的墓誌銘中，就有如下詩行重複應用了利奧體：

諾曼貴胄，素有勇名，
鐵人羅洛，勇冠群英。
長眠此墓，永為鬼雄。

Dux Normannorum cunctorum norma bonorum,
Rollo ferus fortis, quern gens Normannica mortis
Invocat articulo hoc jacet in tumulo.

此外，西西里公爵的墓誌銘中也有利奧體的應用：

人傑別世間，往生樂土去。
羅傑誠勇武，天堂英名著。

---

35 關於利奧體更多細節，請參閱亞歷山大・克羅克的專著《拉丁詩韻考》（*Essay on Rhyming Latin Verse*）。

Linquens terrenas migravit Dux ad amoenas
Rogerius sedes, nam Cceli detinet aides.

利奧體有多種變形，或基於六步格，或基於五步格，前者有 34 種變體，而後者僅有 4 種，其韻腳也多有變化，在詩行的末尾，還會產生如下列的對句：

莫魯斯、馬修 · 所羅門，彼得、烏爾索俱靜候，
醫生苦研醫術忙，薩勒諾城聚星斗。

Maurus, Mattheus Salomon, Petrus, Urso, moderni,
Sunt Medici, per quos regnat Medicina Salerni.

儘管每一詩行中間都斷成了兩段，但這還是合乎簡易利奧體詩律，這也是薩勒諾醫學院常用的詩體，儘管往往詩文從第一行到第二行往往會產生波動。

簡易利奧體還有如下例子：

清泉水與玻璃草，俱可解除二目痛。
晨間當赴山中尋，遲則藥材去無蹤。

Fons, speculum, gramen, hæc dant oculis relevamen,
Mane igitur montes, sub serum inquirite fontes.

一些早期吟遊詩人曾模擬利奧體，以構建起英語與拉丁語的關係，但並不成功，他們的嘗試如下：

禍哉修士，有司生妒。
魂靈無實，當入地獄。
天人初降，人居穢土。
七罪俱彰，朋黨謀忤。[36]

Friars, friars, woe be Xo ye, ministri malorum,
For many a man's soul bring ye, ad pcenas infernorum.
When friends fell first from Heaven, quo prius habitabant,On earth they left the sins seven, et fratres communicabant.

本詩的作者，是機智的神父，普勞特的雷利克（Prout's Reliques），他曾理應配得雙重成就，一則來源於頌詩成就，一則來自於普勞特地方。他曾獻詩與不幸的 L.E.L，此詩作是二階利奧體的範本：

挽卒於卡門的普勞特之古人安德列

36 譯者注：「七罪」即天主教教會所列的「七宗罪」，傲慢、嫉妒、憤怒、懶惰、貪婪、淫欲和暴食。

世上焉有此丘墓，坦蕩聖潔供長眠！
至臻至善無倫比，卻是難曉直幾錢。
天潢貴胄埋此處，曾為牧師瘦骨見。
明星朗朗千里光，人心疑惑誠為難。
——《雷利克集》，第 27 頁

In Mortem Venerabilis Andrecz Prout, Carmen.

Quid juvat in pulchro Sanctos dormire sepulchro!

Optimus usque bonos nonne manebit honos ?

Plebs tenui fossa Pastoris condidit ossa,

Splendida sed miri mens petit astra viri.

致 L.E.L
夫人若求保聖潔，琴瑟和諧理應求。
天堂壁高難得入，上繪寶劍示復仇。
如若揮劍真復仇，天使降臨公道守。
手中魯特人皆贊，彈撥仙樂耀幽谷。[37]
——《雷利克集》，第 314 頁

To L.E.L
Lady for thee, a holier key, shall harmonize the chord,

37 譯者注：「魯特」即魯特琴，一種彈撥樂器，形近琵琶。

In Heaven's defence, Omnipotence, drew an avenging sword;
But when the bolt had crushed revolt, one angel fair, though frail,Retained his lute, fond attribute! to charm that gloomy vale.

無論某一詩句被斷為兩段、三段或四段，都可以依詩體或韻律變化詩句。

貧家生嬌女，世人稱賢良，
富家產豪女，外人多譭謗。
沃洛奇君，進酒一瓶，
宛如害蟲，飲後癲行。

Pauper amabilis, et venerabilis est benedictus,
Dives inutilis, insatiabilis, est maledictus.
O Valachi, vestri stomachi, sunt amphora Bacchi,
Vos estis, Deus est testis, teterrima pestis.

每個單詞與其對應的單詞押韻，

斑斑青黴，可飼巨蛇；
基督恩典，可以遮過。

Quos anguis dirus tristi mulcedine pavit,

Hos sanguis mirus Christi dulcedine lavit.

此處需要花費一大篇章，按時間順序釐清本詩作的文本與版本。在中世紀，此書流行的範圍，是在受過教育的俗界人士當中（譬如醫生），而且還有數不勝數的仿擬之作。有些作品語言拙劣，畫虎不成反類犬，我們有必要改造這些作品，以合乎誠實的多格貝裡（Dogberry）的意願，以良善的手段去幫助他的工作。除此之外，原文遭篡改之處也是數不勝數，甚至本書在印刷術出現以前，在傳抄和口述過程中就已錯訛不斷。此譯本在醞釀成書之時就是要向數百年前的古典作品致敬，而且編者們也期待他們的著作可以與古人作品並駕齊驅。畢竟，本書在傳承過程中，無論是筆錄還是口頭傳播，都耗費了人們的大量心智。這背後有一個假定的內因，即使原始版本失傳，那麼也會有一個版本有出眾的真實性。在早期版本中，後續的學生們和醫學史專家也明確接受這一觀點。這一版本，有 362 行詩句，附有維拉 · 諾瓦的阿納爾杜斯的大量評論，此人是 13 世紀的一名著名學者與醫生，也是那個時代的一位先驅者。他曾遊學於諸多當時的一流名校，潛心研究醫學，後來他造訪了薩勒諾，並在此地向西西里國王，阿拉貢的費代里科三世（Frederick of Arragon Ⅲ）表示了敬意，因為他曾多次蒙受這位國王恩寵，阿爾瑙也為薩勒諾醫學院的著作留下了著名的評論。他的評論一經寫就，就與本詩原文一併出現於《薩勒諾養生之道》的初版之中，他的評論透徹、有雄辯力度又言辭優雅，至今無法超越，也足以讓薩勒諾的智慧大放光輝。在眾多評論家眼中，這一版本也被視為是諸多版本中的「帝王」（princeps）[38]或「返本之作」（recepta）[39]，後續的諸多版本，無論是添加了什麼內容或是改正了什麼內容，也都或多或少基於這一點加以闡述。目前，許多版本的復刻存量不多，僅存於少數幾家歐洲最老的圖書館中。所以我們目前找不到該書的美國版本。但是由於上述版本的引進，我已經感受到了一種高妙的閱讀快感。我所修訂的這一版來源於最正統的版本，曾被紮卡里亞斯．西爾維烏斯（Zaccharias Sylvius）所修訂，這一版於 1657 年出版於鹿特丹（Rotterdam）[40]，

38 譯者注："princeps"一詞拉丁本義為羅馬皇帝的尊號「第一公民」。

39 譯者注，"recepta"之拉丁本義為「復原」。

40 《薩勒諾醫學院》，或名《養生保健之道》，經「前所未有的」米蘭的約翰（Joanne de Mediolano）與簡潔明瞭的阿爾瑙（Arnold）大力闡述，前美第奇（Medici）家族的御醫紮卡裡．西爾維（Zachariæ Sylvii）則採納了與前者同樣的序言，而阿

此版本包括維拉・諾瓦的全部評論，也被今人視為是一個可以接受的版本。若將此版本與亞歷山大・克羅克爵士的版本（1830 年出版於牛津，後又於 1861 年再版於巴黎，但此版本僅是達倫堡博士與倫濟博士收集的薩勒諾作品節選本）詳加比較，我認為這一版本更近於為諾曼第公爵羅貝爾所作之詩篇的原貌。在整理此書過程中，我沒有貿然添加新的訂正內容，沒有刪除那些多次出現的內容與不大自然的從句，這些不足之處在文本中也頗為明顯。儘管這可能會被懷疑為文本來源不一致，但這樣的文本已經經歷了多次無情的懷疑，既沒有辱沒原作的美名，也沒有不合法規之處。五百年的時光足以洗刷掉很多事物，也正因為如此，本作的有效性不可磨滅，所以本作的不朽地位也會隨時間推移而延續。

除了重新編輯維拉・諾瓦的版本以外，我還添加了一些其他版本的內容，以擴充維拉・諾瓦的評論，但最遠也僅溯及到 1861 年的巴黎版。儘管其編輯達倫堡博士與眾多薩勒諾醫學院的學生，都認為該詩的內容一開始就受限於營養學，維拉・諾瓦的評論也是如此。不過在 1861 巴黎版中，

爾瑙・李爾斯（Arnoldi Leers）與眾多醫生在鹿特丹修訂的 1657 年本則品質更好。

達倫堡博士還是添加了其他一些薩勒諾醫學院學者的著作，而且這些著作多數也與醫學相關。對這些作品，我做了這樣的選擇，我選擇了那些在醫學界內外都被認為是有益處的作品，並把這些作品收集起來編入附錄。

七、本書的主題

詩歌中討論了六個非自然的主題，而且這六個主題都是被蓋倫學校所提出的，即：空氣、食物、運動、睡眠、排泄與情緒。而且這些內容都被囊括於（後被擴充於）獻給諾曼第公爵[41]的開篇引言之中。這些陳述都包含了古代治療學的核心內容。也是成功醫療實踐的基柱，事實上，若無這種根

---

41 許多描述（儘管不是大多數）都借由一首詩《絕倫草藥》描述了一種草藥的高超療效，此詩篇是醫生奧杜波努斯（Odobonus）的作品，此人行事怪異，以埃米利烏斯・梅瑟（Emilius Macer）這一羅馬共和國時代的詩人之名寫成該詩，儘管此詩被記錄了下來，卻已失傳，除了少數詩行被飲用，如馬泰爾（Mattaire）、奧多拜努斯（Odobenus）之流曾在讚頌之辭中曾作引用，見於《中世紀及文藝復興時期的聖經研究》，第14冊，第468頁；與類似著作，《梅瑟》，第12卷，第3頁。

基，任何治療術都不會有其對應的自然規律基礎。幾個世紀已經過去，醫學前輩們把醫學與衛生科學勾連起來的重要性依然持續至今，還為醫學增添了輔助與補償的支柱，這就使得他們雖然知識存量遠不及我們，但也可以成功應對疾病，這可能會讓我們嚴重懷疑，現代醫生在實際醫療實踐中對衛生科學部門給予足夠的重視不夠，或者我們還沒有把衛生科學納入醫學教育之中。希波克拉底與蓋倫的衛生學專著，至今開券有益，因為對於人類世界而言，這些知識在何時何地都可以得到應用。

在評論的細節方面，維拉 · 諾瓦的阿爾瑙[42]（Arnold of Villa Nova），以一種明晰而雅致的方式，把那些醫界大師（無論是阿拉伯人還是希臘人）與上述的六大主題聯繫到了一起，他本人也像是一位真正的哲學家，相信衛生系統認為身體基本上處於保守法則，即所謂「天然自愈力」（vis

---

42 維拉·諾瓦的阿爾瑙(Arnold of Villa Nova，西班牙文：Arnau de la Vilanova，拉丁文：Arnaldus de Villa Nova，可譯作維拉・諾瓦的阿納爾杜斯，1240-1311)，來自於巴倫西亞(Vallencia)，曾在法國的蒙彼利埃(Montpellier)擔任藥劑師，也曾為阿維尼翁教宗克萊門特五世(Clement V)服務，曾將多種阿拉伯文醫學著作譯爲拉丁文。

medicatrix natura）的統治之下，這種力量可以在身體有殘疾之時仍然能保證一個人身體的健全，即塑造一種自發秩序（sua sponte），而且產生於人類自發調節運動以前，醫生們將此視為是醫療實踐領域的基石，而且有頗多醫界權威支持這一觀點。儘管在阿爾瑙所處的時代裡，他是最偉大的人物，但他卻懷著一顆偉大的謙卑之心，永遠不會固執己見，冒犯他人，他還總是把自己的名號置於累塞斯（Rhazes）、阿維森納（Avicenna）、阿維羅斯（Averroes）、蓋倫這些先賢名字之後。出於對先賢的尊重，所以他的評論少有個人化色彩，儘管他的評論也是一個諄諄教誨良好樣本。而且阿爾瑙的評論的拉丁文文法較原詩作更為通順，這就反映出了在創作領域，飽學之士與白丁差別顯著。

我們且看一篇阿爾瑙文本的樣本，內容為論述喜悅：

> 自然而清新的空氣、腫塊的消退都足以讓人喜悅，青少年的身體在很長一段時間內也在保持生長狀態，增強知識和開創性的任務更適合這些人群，我們會記得可口食物的口感與令人愉悅的酒香，以及值得紀念的事物帶來的喜悅，自然還包括與朋友頻繁暢

談的愉悅，但為什麼艾奧巴努斯（Eobanus）[43] 要告訴我們快樂即將結束呢？[44]

Lætitia enim calorem excitat naturalem, spiritus temperat, et putiores reddit, irtutem corroborat, setatem floridam facit, juvenile corpus diu conservat, vitam prorogat,ingenium acuit et hominem negotiis quibuslibet obeundis aptiorem reddit. Hujusmodi porro sunt cibi suaves et bona succi, vinum subtile ac delectabile, boni et fragrantes odores, delectabilium rerum commemoratio, et cum amicis et familiaribus frequentior et jucunda conversatio. Quare ut Eobanus noster diserte canens admonet.

勿懷惡意待友人，借友成事不足取。
玩具笑話恣歡謔，薩爾薩舞增樂趣。
舊日歌謠誠悅耳，何以助力今日曲？
心肝腎臟俱受驚，宛如蠶絲抽成縷。

---

43 譯者注：即德國詩人海利烏斯・艾奧巴努斯・赫蘇斯（Helius Eobanus Hessus）。

44 出於顯而易見的原因，我沒有將這段文字譯作英文，因為所有學者都清楚，文體是不可翻譯的，所以為了給出一個維拉・諾瓦的文本樣本，我只能這麼做——即引用其原文。

何以激起人心樂，令人似如甘飴咀？
五聲之美誠欣慰，體液甘如蜜糖聚。
十指輕拂七弦琴，心中哀愁瞬間去。
樂聲甘甜無可比，幽愁暗恨不可聚。

Utere convivis non tristibus, utere amicis,
Quos nugæ et risus, et joca salsa juvant.
Quem non blanda juvent varii modulamine cantus ?
Hinc jecur et renes, ægraque corda stupent.
Nam nihil humanas tanta dulcedine mentes
Afficit, ac melica nobile vocis opus.
Tange lyram digitis, animi dolor omnis abibit,
Dulcisonum reficit tristia corda melos.

上述詩文表明，大多數情況下，俗言也可入詩，吉羅拉莫・弗拉卡斯托羅（Hieronymo Fracastorius）的評論也表明了這一點：

君欲去舊愁，又逢新憂懼。
怒氣作色白，以待大吉出。
穀神出旨酒，有助愁怨除。
且飲且執杯，甘甜下肚腹。
邦國財殷富，可使心意足。

河川多壯麗，訪之令人愉。
惟憾在山中，微風襲來處。
姣女踏歌聲，不時谷中出。[45]

Tu tamen interea effugito quæ tristia mentem
Sollicitant, procul esse jube curasque metumque
Pallentem, ultrices iras, sint omnia læta.
Alma Ceres te in hoc, Bacchi quoque lajta juvabunt
Munera, sic dulces epulæ sic copia rerum,
Sic urbis, sic ruris opes, et summa voluptas,
Visere sæpe amnes nitidos jucundaque Tempe.
Et placidas summis sectari in montibus auras,
Accedant juvenumque chori, mistæque puellæ.

維拉・諾瓦還強調了奧維德（Ovid）的非凡之作，第4篇：

人若無休憩，萬事不可為。
休憩復體力，又能去疲憊。
心意和同齊，佳節良友會。

---

45 譯者注：mistæque puellæ 意為「混血女孩」。

何人迯歡謔，浪子遭擠兑。
間或有良樂，足以愉心扉。
不惟有歡謔，良宵會亦美。
人本好歡愉，邀賓相聚圍。
惟心作陣痛，微有遺憾累。
雙乳無觸感，被棄無人陪。
雖有仙樂來，怎奈胸欲飛。
無限喜樂事，心跳展雙眉。

Quod caret alterna requie durabile non est,
Hæc reparat vires, fessaque membra levat."
Use joyous feasts, with cheerful friends unite,
Whom quips and cranks and pointed jokes delight.
What mortal lives to whom enchanting songs
Bring not consoling joys, in clust'ring throngs ?
To him, whose nature ne'er is moved by these,
Will pangs of heart leave little worldly ease.
For naught does human breast so much rejoice,
As melody from Music's dulcet voice.
Strike but the harp—black Care, dethroned, will fly,
And golden Joy instead, thine heart lift high.

此外，吉羅拉莫 · 弗拉卡斯托羅的文摘也與此相關：

勿添人憂愁，煩惱請飛去。
也令恐懼去，勿擾他人慮。
亟待幸福來，酒食沁心脾。
喜樂似國王，眾多歡享蒞。
巡遊諸城市，探尋國珍奇。
借此享歡樂，微步風姿逸。
溪水波粼粼，神廟仙境裡。
或可登高山，日出清風浴。
無論居何處，君誠若冠玉。
且看我所指，姣女合歡娛。

Fly thou sad things, which load the tender heart,
Bid pallid fear and every care depart.
Let vengeful hate, great source of all distress,
Give place in turn to perfect happiness.
Let choicest food and joyous wine delight,
And feasts where plenty reigns at kingly height
View cities and survey the country's treasure,
And let it ever be supremest pleasure
To wander where, with fascinating mien,
Tempe's fair groves and glitt'ring streams are seen.
Or, mastering some lordly mountain high,
Gain purer breezes from the morning sky.

But where'er placed, amid what charms, forsooth,
Be there at hand a choir of maids and youth.

這也與奧維德第一冊第 4 篇所述的意境相同：

如若休息不充足，英年早逝不足奇。
唯有勞逸結合好，體力方能得補給。

Deprived of rest, all prematurely die,
'Tis this alone that doth our strength supply.

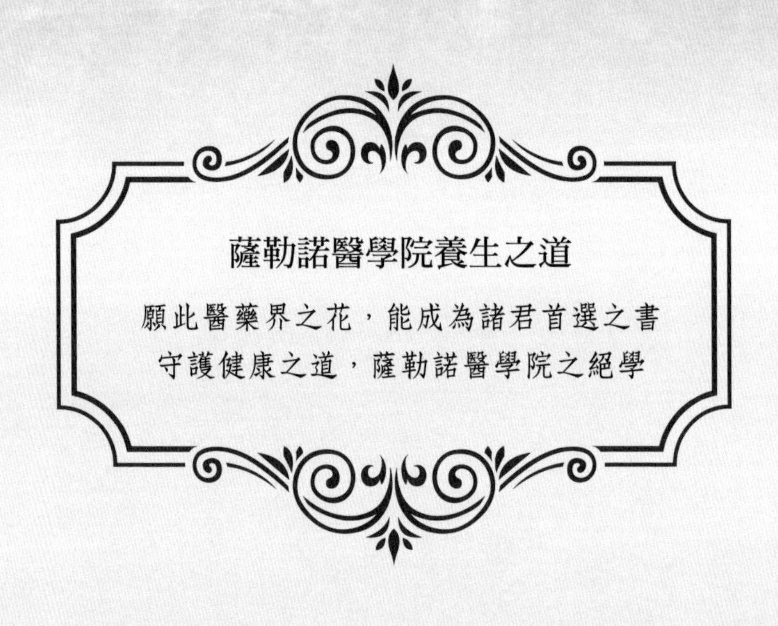

薩勒諾醫學院養生之道

願此醫藥界之花，能成為諸君首選之書
守護健康之道，薩勒諾醫學院之絕學

1、療治心智之術

薩勒諾全員謹以最高敬意致以英王而作

君欲保康健，絕怒避憂愁。
晚餐勿過量，少飲葡萄酒。
貴客到訪後，勿為瑣事憂。
若避疲乏苦，小睡在午後。
欲保好身軀，君當天道守。
如若棄此道，壯士化老婦。
願君從良言，得享春秋久。
（評論：來自維拉 · 諾瓦的阿爾瑙[1]）
君欲動身尋醫去？暫且留步聽諫言。
稍得小憩與享樂，切記飲食勿貪婪。

1.Death Animi Pathematis et Remediis quibasdam singularibus

Anglorum regi scribit Schola tota Salerni.
Si vis incolumem, si vis te reddere sanum,
Curas tolle graves, irasci crede profanum.

1　此評論，一般認為是維拉・諾瓦的阿爾瑙所作，我們只是依例附上，參見前文所述。

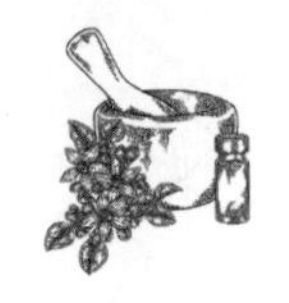

Parce mero—ccenato parum, non sit tibi vanum
Surgere post epulas ; somne fuge meridianum;
Ne mictum retine, nee comprime fortitur anum;
Hæc bene si serves, tu longo tempore vives.
（Additio a. v.）
Si tibi deflciant medici, medici tibi fiant
Hæc tria—mens læta—requies—moderata diæta.

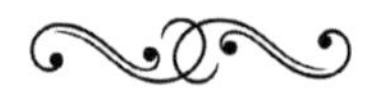

2. 復甦大腦

破曉起床後，冷水手眼洗。
沐髮並刷牙，爾後梳篦理。
全身煥然新，四體皆爽利。
清洗去乏力，大腦消憊疲。
全身脫辛勞，沐浴暖四體。
飯後可小歇，亦可散步起。
運動安閒情，舒心即得宜。
酷熱天氣裡，當調理身體。
若欲得清爽，不可過於急。

（評論 1：醒覺睜眼後，來自維拉 · 諾瓦的阿爾瑙）

林下溪邊草木蕃，二目亟待破困倦。
黎明破曉眺遠山，溪流陣陣開睡眼。
（評論 2：來自 1861 年巴黎版）
散步腳步宜迅速，晨入樹林暮水濱。
朝夕色彩各不同，眼底變幻誠繽紛。
朝為碧藍漸入綠，暮作昏黃色漸暗。

2. De Confortatione Derebri

Lumina manè, manus surgens gelidà lavet aquà,
Hac iliac modicum pergat, modicum sua membra
Extendat, crines pectat, dentes fricet. Ista
Confortant cerebrum, confortant cætera membra,
Lote cale; sta, pranse, vel i, frigesce minutè.
（Additio De Recreatione Visus a. v.）
Fons—Speculum—Gramen, hæc dant oculis relevamen,
Manè igitur montes, sub serum inquirito fontes.
（Additio in Ed. Parisii, 1861.）
Serò frequentemus littora, manè nemus;
Hi præsertim oculos recreant, visumque colorant,
Cceruleus, viridisque, et janthinus, addito fusco.

3. 午睡

午睡法則至為簡，若繁自當永棄之。
頭昏頭痛不復擾，發燒感冒亦消失。
（評論：來自 1861 年巴黎版）

人若午睡得安享，積久成習少災殃。
餐後抬頭皆不宜，亦忌久睡損時光。
諸君勿嫌言不雅，此言聽罷安睡享。
若非夏日酷暑甚，餐後切記勿登榻。
唯在八月驕陽下，餐後睡眠方為佳。[2]

3. De Diurno sibe Meridiano Somno

Sit brevis, aut nullus, tibi somnus meridianus.
Febris, pigrities, capitis dolor, atque catarrhus,
Quatuor hæc somno veniunt mala meridiano.

（Additio in Ed Parisii, 1861.）

---

2 譯者注：「若非夏日酷暑甚」，原文作：「在詞內有 R 的月份裡」（Mensibus in quibus R），依拉丁文例，即不含五、六、七、八這四個月的其他月份，即並非在夏日的各月；「唯在八月驕陽下」，原文作：「在詞內有 US 的月份裡（Mensibus in quibus US）」，即八月（August）。

Si quis forte cupit somno indulgere diurno,
Si consuevit ita, minus illi culpa nocebit;
Dummodo non longus somnus, nee proximus escæ;
Sed brevis, capite recto sumetur, et ipsi
Qui dormit, liceat sonitu finire modesto.
Mensibus in quibus R, post prandia somno fis æger,
Mensibus in quibus US, somnus post prandia bonus.

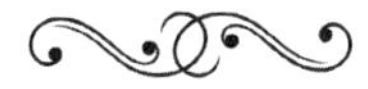

4. 腸胃不順

腸胃不順，四疾附身。
痙攣腹痛，水腫眩暈。

4. De Flatu in Albo detento

Quatuor ex vento veniunt in ventre retento;
Spasmus, hydrops, colica, vertigo, hoc res probat ipsa

5. 晚餐

晚餐過盛，胃不能堪。
去奢何如？少食得安。

5. De Dæna

Ex magna cæna stomacho fit maxima pæna.
Ut sis nocte levis, sit tibi cæna brevis.

6. 三餐分配之法則

不覺饑餓勿進餐，胃內不復積前食。
腹內作聲催進食，滿口唾液亦催之。
（評論：來自 1861 年巴黎版）
空腹作響喚進食，無心聽聞舊傳奇。

6. De Btispositione ante ctlri irumpttonem.

Tununquam comedas stomachum nisi noveris esse
Purgatum, vacumque cibo, quern sumpseris ante.
Ex desiderio id poteris cognescere certo;

Hæc sint signa tibi, subtilis in ore saliva.

（Additio ex Ed. Parisii, 1861.）

Inanis venter non audit verba libenter.

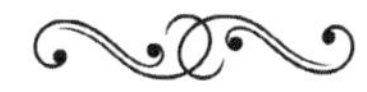

7、當禁忌之食物

桃子蘋果與梨子，牛奶乳酪與鹹肉；
鹿肉野兔山羊肉，上述食物勿入口。
緣因身處虛弱中，消化不良生煩憂。
（評論：來自 1861 年巴黎版）
若食鴨肉與鵝肉，滷制出褶方為良。
雖道炸肉誠有害，煮沸之後食無恙。
烤肉辛香味動人，食後消化得增強。
君亦當進苦與酸，嗝逆虛恭去不良。
滷肉誠是燥熱物，食後好似被捆綁。
勸君勿食麵包皮，足令膽汁黑蒼蒼。
滷味不獨耗體力，也使視力呈下降。
亦可催生牛皮癬，渾身瘙癢身發冷。

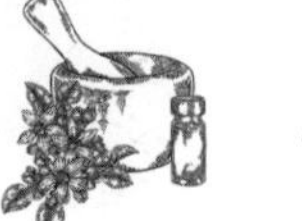

7. De Vitandis Dibis

Persica, poma, pyra, lac, caseus et caro salsa,

Et caro cervina, leporina, caprina, bovina,

Hæc melancholica sunt, infirmis inimica.

（Additio ex Ed. Parisii, 1861.）

Anserina caro salsa, sicut est anatina.

Frixa nocent, elixa fovent, assata ccercent;

Acria purgant, cruda sed inflant, salsaque siccant.

Non comedas crustam, choleram quia gignit adustam.

Urunt res salsæ visum, spermaque minorant,

Et generant scabiem, pruritum sive rigorem.

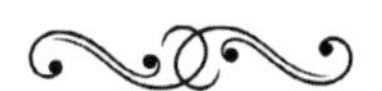

8、9、可滋補養身之食物

新鮮雞蛋，濃縮果漿。

佐以紅酒，可增力量。

麵粉牛奶，搓成肉狀。

好似大腦，又似酪漿。

骨髓豬肉，鮮美異常。

雞蛋細作，蜜酒在旁。
密果葡萄，新摘為上[3]。

8.9. De Dibis bene Nutrientbus et Empinguenitbus

Ova recentia, vina rubentia, pinguia jura,
Cum simila pura, naturæ sunt valitura.
Nutrit et impinguat triticum, lac, caseus infans,
Testiculi, porcina caro, cerebella, medullas,
Dulcia vina, cibus gustu jucundior, ova
Sorbilia, maturæ ficus, uvæque recentes.

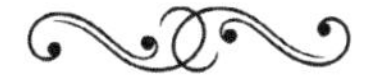

10、好酒的品質

口感澄明度，氣味與色彩。
君欲享美酒，四點必明晰。
口感當香醇，澄明如冰洗。
色彩須光亮，氣味香撲鼻。

---

3 譯者注：「密果」為無花果之別名。

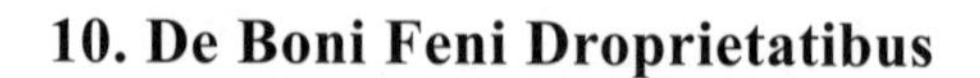

10. De Boni Feni Droprietatibus

Vina probantur, odore, sapore, nitore, colore,

Si bona vina cupis, hæc quinque probantur in illis,

Fortia, formosa, fragrantia, frigida, frisca.

11、甜白葡萄酒

味厚性亦烈，色白而甘甜。

若令體魄壯，此酒可暢酣。

11. De Vino Dulei et Albo.

Corpora plus augent tibi dulcia, Candida vina. Alii sic,

Sunt nutritiva plus dulcia Candida vina.

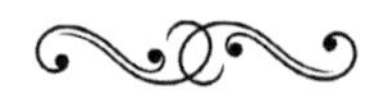

12. 紅酒

紅酒雖以味美稱，切記飲酒莫貪杯。

否則便秘兼嘶啞，君欲發聲誠難為。

12. De Vino Rubro

Si vinum rubens nimium quandoque bibatur,

Venter stipatur, vox limpida turbificatur.

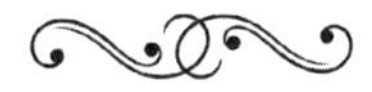

13. 解毒之良藥

大蒜芸香底野伽[4]，梨子蘿蔔並核桃。

上述六品皆良藥，劇毒速解有奇效。

13. De Lethalium Venenorum Remediis

Allia, nux, ruta, pyra, raphanus et theriaca,

Hæc sunt antidotum, contra lethale venenum.

4 譯者注：「底野伽」（拉丁：theriaca，英：theriac）是古代西方的一種含有阿片的解毒藥。另本文的英文底本遺漏了「核桃」一項，依拉丁文稿補之。

14、空氣

空氣清澈，陽光充足。
遠離疾病，臭穢去除。

14. De Aire

ær sit mundus, habitabilis ac luminosus,

Nee sit infectus, nee olens foetore cloacæ.

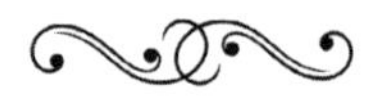

15、飲酒過量

夜間飲酣暢，飲後身不適？
翌晨飲同量，症狀可除之。

15. De Nimia Vini Potatione.

Si tibi serotina noceat potatio vini,

Hora matutina rebibas, et erit medicina.

16、最好的酒

醇酒老而可補血，日日飲之可滋養。
酒色泛黑須當心，飲後不適致鬱傷。
酒色清亮醇且老，加水稀釋耀明光。
開懷暢飲一杯盡，壯人膽氣又無恙。

（評論：來自 1861 年巴黎版）

酒滴晶瑩泛光輝，此酒醇厚無質疑。
泡沫酒若流動緩，毫無疑問有瑕疵。
醇酒起初有泡沫，偶爾中間懸渣滓。
若是泡沫如泉湧，當即拋棄莫要遲。

16. De Meliori Vino

Gignit et humores melius vinum meliores,
Si fuerit nigrum, corpus reddet tibi pigrum.
Vinum sit clarum, vetus, subtile, maturum;
Ac bene dilutum, saliens, moderamine sumptum.

（Additio ex Ed. Parisii, 1861.）

Dum saltant atomi, patet excellentia vini.
Vinum spumosum, nisi defluat, est vitiosum.
Spuma boni vini in medio est, in margine pravi.

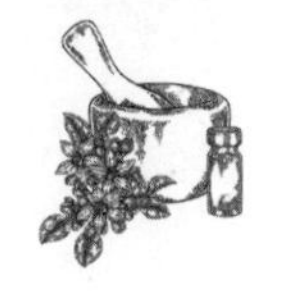

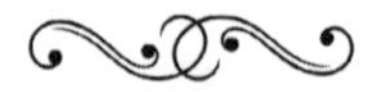

17、18、46 啤酒與醋

啤酒酸味務必除，穀粒豐滿出佳釀。
釀酒需老色澤清，莫令腸胃生病恙。
開懷暢飲恣歡謔，亂人神智入迷狂。
酒可補血兼通便，滋增血液通人腸。
醋可乾燥體內血，亦可解酒生清涼。
鬱鬱不樂煩惱生，醒後渾身無力量。
疾病刺激神經痛，烈火焚身誠災殃。

17.18.46. De Cerebisia et Aceto

Non sit acetosa cerevisia, sed benè clara,
De validis cocta granis, satis ac veterata.
De qua potetur stomachus non inde gravetur.
Crassos humores nutrit cerevisia, vires
Præstat, et augmentat carnem, generatque cruorem,
Provocat urinam, ventrem quoque mollit et inflat.
Infrigidat modicum; sed plus desiccat acetum,
Infrigidat, macerat, melancholiam dat, sperma minorat,
Siccos infestat nervos, et impinguia siccat.

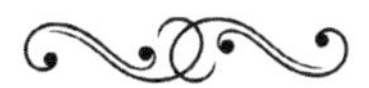

19、四季飲食須知

陽春時節佈德澤，切記飲食勿過量。
炎炎夏日如火燒，多食甘美生病恙。
秋日碩果雖累累，切記謹食防痛傷。
凜冬將至寒霜降，大快朵頤可無妨。

19. Duæ bietus ratio quolibet anni tempore fit utilis

Temporibus veris modicum prandere juberis,
Sed calor æstatis dapibus nocet immoderatis.
Autumni fructus caveas, ne sint tibi luctus.
De mensa sume quantum vis tempore Brumæ.

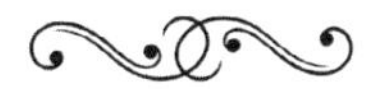

20、修正飲酒之不適宜搭配

君欲小酌享歡欣，鼠尾草酒兑芸香。

若是插入玫瑰葉，愛意消去影渺茫[5]。

20. De prabo Potu corrigendo

Salvia cum ruta faciunt tibi pocula tuta,

Adde rosa florem, minuitque potenter amorem.

21、暈船

波濤顛簸暈船生，雖然痛苦不致亡。
若令痛苦消散去，鹽水兌酒做藥漿。

21. De Nausea Marina

Nausea non poterit hæc quemquam vexare marinam

---

5 譯者注：「鼠尾草」(salvia) 與「芸香」(ruta) 俱為酒名，分別是含有鼠尾和芸香成分的酒。鼠尾草是唇形科植物學名 Salvia japonica Thunb。藥用部位是葉。Salvia 意思就是治療的意思，古代西方認為此藥可以治療多種疾病，曾有這樣的諺語：「一個人的花園種植了鼠尾草，他怎麼會死去?」。芸香學名：Ruta graveolens L.。地上部分入藥，具有濃郁香氣，具有解除疲勞，治療閉經的作用。

Undam cum vino, mixtam qui sumpserit ante.

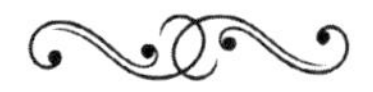

22、常用調味品

咸鹽酒水鼠尾草，胡椒芹菜與大蒜[6]。
諸味和水做醬汁，勿混肉類在其間。

6　古人視大蒜為抗病之良品，至今歐洲大陸的貧民仍堅持這一傳統，一位羅馬藥材商曾言：「早間空腹服益友（指大蒜），不論身居在何處。飲水確保無憂患，病痛不生心意足。」
「萬般食材大蒜調，亦可吸納食中英。食後入睡蒜驅蟲，於是病痛去無蹤。」
——《執權杖者》，出自《梅瑟》第 1 卷第 5 章

" Allia qui mane jejuno sumpserit ore,
Hunc ignotarum non lædet potus aquarum,
Nee diversorum mutatio facta locorum."
" Hæc ideo miscere cibis messoribus est mos,"
" Ut si forte sopor fessos depresserit illos,
Vermibus a. nocuis tuti requiescere possint."
——Macer, lib : i. cap. 5.

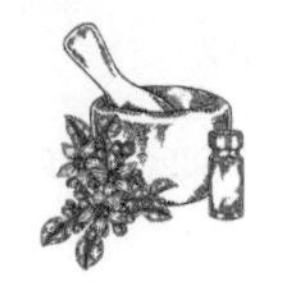

22. De Generali Condimento

Salvia, sal, vinum, piper, allium,1 petroselinum,
Ex his fit salsa, nisi sit commixtio falsa.

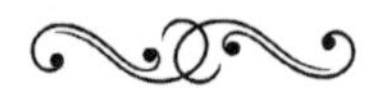

23、洗手的功用

餐後洗手有兩益，潔淨雙手又目明。
君欲健康長久伴，莫忘時常手洗淨。

23. De Attilitate Lotionis Manuum

Lotio post mensam tibi confert munera bina,
Mundificat palmas, et lumina reddit acuta.
Si fore vis sanus, ablue sæpe manus.

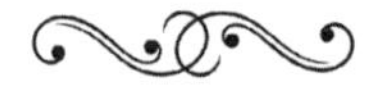

24、麵包

過新過老都不要，鬆軟輕薄當選擇。
烘焙適宜口味佳，枯麥陳麵則應舍。

勿忘莫食麵包皮，黑色膽汁被激惹。
發酵烘焙皆適度，有益健康無人責。
足使病人復健康，不然尋醫是良策。
（評論：來自 1861 年巴黎版）

麵包不可雙面烤，烘烤切忌平底鍋。
麵包不可食過量，過量進食不堪受。
以下食物伴麵包，魚肉綠葉與水果。
勿伴肉類一併食，雞蛋不可烹過火。

24. De Pane.

Panis non calidus, nee sit nimis inveteratus,

Sed fermentatus, oculatus sit, bene coctus.

Modice salitus, frugibus validis sit electus.

Non comedas crustam, choleram quia gignit adustam.

Panis salsatus, fermentatus, benè coctus,

Purus fit sanus, qui non ita, sit tibi vanus.

（Additio ex Ed. Parisii, 1861.）

Non bis decoctus, non in sartagine tostus.

Est omnis vitiosa repletio pessima panis.

Plus panis comedas cum pisce, fructibus, herbis,

At cum carne minus, duris sed adhuc minus ovis.

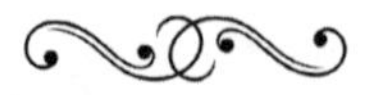

25、豬肉

豬肉質劣，莫若羊肉。
若得良效，請佐以酒。
（評論：來自維拉．諾瓦的阿爾瑙）
豬之內臟適食用，他畜內臟不宜食。

25. De Carne Porina

Est caro porcina sine vino pejor ovina;
Si tribuis vina, tunc est cibus et medicina.
（Additio a. v.）
Ilia bona sunt porcorum, mala sunt reliquorum.

26、45 必要事務

新酒可利尿，增強腸蠕動。
肝脾有不適，或令結石生。

26.45. De Musto

Provocat urinam mustum, solvit cito ventrem,

Hepatis emphraxim, splenis generat, lapidemque.

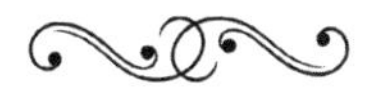

27、飲用水

用餐飲水可損胃，可致胃寒食難消。

（評論：來自維拉 · 諾瓦的阿爾瑙）

芸芸眾生皆嗜酒，白水寡淡不願嚐。

實則清水可脫厄，人得自由快意享。

（評論：來自 1861 年巴黎版）

口渴飲水當適量，渴意消散體熱退。

飲水足量勿復進，此乃昔人故智慧。

過量飲水擾消化，胃不能堪食物堆。

仲夏炎炎欲飲酒，寒若泉水勿沉醉。

雨水尤為利暢飲，可振精神除疲憊。

溶解諸物助消化，自然主宰賜恩惠。

萬般生靈不離水，保障健康不可廢。

南流泉水莫入口，水流東方泉水美。

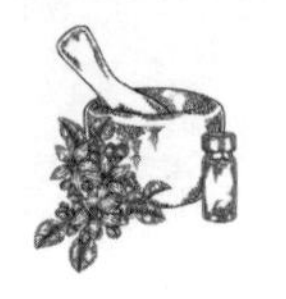

27. De Aquæ Potu

Potus aquæ sumptus, fit edenti valdè nocivus,

Infrigidat stomachumque cibum nititur fore crudum.

（Additio a. v.）

Vina bibant homines, animantia ccetera fontes,

Absit ab humano pectore potus aquæ.

（Additio ex Ed. Parisii, 1861.）

Si sitis est, bibe quod satis est, ne te sitis urat;

Quod satis est, non quod nimis est, sapientia curat.

Potus aquæ nimium stomachum confundit et escas.

Si sitiant homines calidi potare fluentem,

Temporis ardore, modice tunc frigida detur.

Est pluvialis aqua super omnes sana, lætosque

Reddit potantes ; bene dividit et bene solvit.

Est bona fontis aqua, quæ tendit solis ad ortum,

Sed, ad meridiem tendens, aqua nocet omnis.

28、小牛肉[7]

初生牛犢，尚未脫乳。
其肉鮮嫩，可供滋補。

28. De Carne Vitulina

Sunt nutritivæ multum carnes vitulinæ.

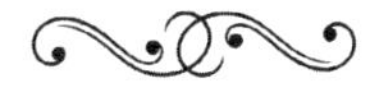

29、可供食用之鳥類

鬮雞和龜鳩，椋鳥與鴿子。
烏鴉並畫眉。鵪鶉兼野雉。
鷓鴣加鶺鴒，最末有鴨子。
此皆世上珍，甘美味別致。

29. De Abibus esui Aptis

Sunt bona gallina, et capo, turtur, sturna, columba,

7　譯者注：此處譯文係依照英文原稿而譯出，拉丁文詩文僅有「小牛肉富含營養」之意。

Quiscula, vel merula, phasianus, ortygometra,
Perdix, frigellus, otis, tremulus, amarellus.

30、魚類

魚肉若鬆軟，最大為首選。
肉質若堅硬，小者令人憐。

30. De Piscibus

Si pisces sunt molles, magno corpore tolles,
Si pisces duri, parvi sunt plus valituri.

31、鰻魚與乳酪

鰻魚有損人發聲，飽學醫生多警告。
若問天下最糟糕，乃是鰻魚配乳酪。
除非終日暢歡飲，尋覓酒神求解藥。

31. De Anguilla et nonnibil etiam de Caseo.

Vocibus anguillæ pravæ sunt si comedantur—

Qui physicam non ignorant, hæc testificantur.

Caseus, anguilla, nimis obsunt si comedantur,

Xi tu sæpe bibas, et rebibendo bibas.

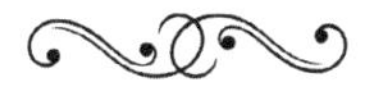

32、正餐中的食物與飲料

早餐飲料，當選清淡。

至於蛋類，新鮮柔軟。

32. De Dibi Potusque in Prandio

Inter prandendum sit sæpe parumque bibendum.

Si sumas ovum, molle sit atquo novum.

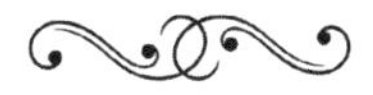

33、豌豆（與豆類）

豌豆乃絕味，無人能毀詆。

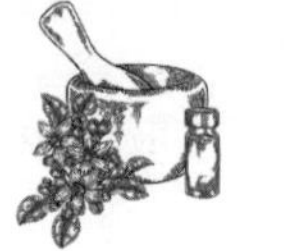

倘若去殼食，可激腹脹氣。
如將外殼留，世上無匹敵。
（評論：來自 1861 年巴黎版）
豆類雖有滋養功，豆莢損胃腸不通。
肺內濃痰消不去，胃與雙眼俱疼痛。
因此回避帶莢豆，否則痛風與君同。
豆類雖能淨腸胃，亦致頭痛墮雲中。
可令脈搏振動良，也令食糜阻不通。

33. De Pisis （et Fabis）

Pisum laudandum decrevimus ac reprobandum.
Est inflativum cum pellibus atque nocivum,
Pellibus ablatis sunt bona pisa satis.

（Additio ex Ed. Parisii, 1861.）

Corpus alit faba, constringit cum cortice ventrem.
Desiccat phlegma, stomachum lumenque relidit.
Munducare fabam caveas, parit ilia podagram;
Mundat, constipat, nee non caput aggravat, inflat.
Jus olerum, cicerumque bonum, substantia prava.

34、可供飲用之奶類

山羊駱駝奶汁香，美名天下久傳揚。
若論奶類最優良，驢乳從來號無雙。
（評論：來自 1861 年巴黎版）
胃內緩和亦潤澤，肝臟受熱煥然新。
腰部靈活脫脂肪，腸道通暢積食盡。
牛奶有利增熱量，體熱增加創傷去。
體液污穢能去除，子宮疼痛亦被祛。
或可潤身排體熱，體內積食可消除。

34. De Lacte Eabidis

Lac phthisicis sanum caprinum post camelinum;

Ac nutritivum plus omnibus est asininum.

Plus nutritivum vaccinum, sic et ovinum.

Si febriat caput et doleat, non est bene sanum.

（Additio ex Ed. Parisii, 1861.）

Humectat stomachum, proprium nutritque calorem

Hepatis, et stomachi contemperat immoderatum,

Provocat urinam, confert pinguedine dempta,

Et mollit ventrem, humores solvere fertur.

Lac vaccæ multum confortat membra calore;

Dissipat humorum morsum nocivum calidorum ;

Carnes augmentat, matricis vulnera sanat;

Humectat corpus hominis lac, atque refrigat,

Quæque cibaria dura turbida viscera reddunt.

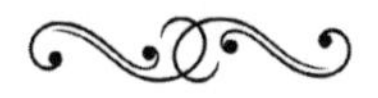

35、36 黃油與乳清

黃油性緩且潤身，不致發燒勿憂慮。

乳清入口潤且滲，體內清潔疲勞去。

35.36. De Butpro et Sero

Lenit et humectat, solvit sine febre Butyrum.

Incidit atque lavat, penetrat, mundat quoque Serum

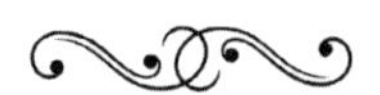

37、乳酪

乳酪確實難消化，味重質糙冷且膩。
倘若體健無疾病，乳酪麵包可充饑。
消化不良須小心，麵包同食實不宜。
乳酪之自白
（維拉 · 諾瓦的阿爾瑙所作）
無知之庸醫，謗我致病恙。
我雖能致害，然不能久長。
美食配良飲，罕能損人腸。
若是過量食，胃疲誠不爽。
人若能放鬆，餐前食妥當。
如若有便秘，切莫來品嚐。
天下醫者眾，見證隨處訪。
（評論：來自 1861 年巴黎版）
諸君用乳酪，理當餐前食。
若是餐後食，進藥勿疑遲。
乳酪配蘑菇，美味無可失。
乳酪遍地有，勸君莫貪嗜。
因其多變幻，恐君難消食。

37. De Caseo

Caseus est frigidus, stipans, crassus, quoque durus.

Caseus et panis, sunt optima fercula sanis.

Si non sunt sani, tunc hunc non jungito pani.

（Caseus de se Ipso. a. v.）

Ignari medici me dicunt esse nocivum,

Sed tamen ignorant cur nocumenta feram.

Expertis reor esse rarum, quia commoditate.

Languenti stomacho caseus addit opem.

Caseus ante cibum confert, si defluat alvus;

Si constipetur, terminet ille dapes.

Qui physicam non ignorant, hæc testificantur.

（Additio ex Ed. Parisii, 1861.）

Caseus ante cibum, cibus est, post, medicina,

Caseus et cepæ veniant ad prandia sæpe.

Caseus ille sanus, quern dat avara manus.

Caseus est nequam, quia concoquit omnia sequam.

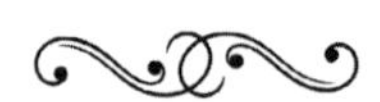

38、飲食之道

若君欲作飲，必在用餐時。

勿在兩餐間，恐君生不適。

（評論：來自維拉 · 諾瓦的阿爾瑙）

若君消化無阻礙，餐前作飲代食宜。

食魚搭配堅果宜，配酪配肉亦合意。

堅果一枚足已矣，若進二枚恐生疾。

倘若三枚入腹中，嗚呼哀哉一命西。[8]

若是吞服雞蛋後，速飲新酒消食積。

（評論：來自 1861 年巴黎版）

老酒乾燥易灼傷，多生膽汁致便秘。

請君速用水稀釋，謹慎操作去不吉。

君欲小酌無大害，以免宴後遺悔意。

適度飲酒利消化，過量則生麻風疾。

君欲逃避過量飲，飲水可為解救劑。

飲後鮮花伴水果，諸多智者有妙計。

發聲嘶啞似鵝喘，麥芽酒飲得無虞。

38. De Modo Edendi et Bibendi

Inter prandendum sit sæpe parumque bibendum.

Ut minus ægrotes non inter fercula potes.

8 在維拉・諾瓦眼中，第一顆堅果是肉豆蔻，第二顆是核桃，第三顆是馬錢子。

（Additio a. v.）

Ut vites pcenam, de potibus incipe ccenam.

Post pisces nux sit, post carnes caseus adsit.

Unica nux prodest, nocet altera, tertia mors est.

Singula post ova, pocula sume nova.

（Additio ex Ed. Parisii, 1861.）

Vinum corde vetus corpus desiccat et urit,

Et choleram nutrit; ventrem constringere fertur;

Si jungas aquam moderanter, corpora nutrit,

Sæpe bibendo parum, pondus laxas epularum,

Et liquor ipse tibi proderit, atque cibus.

Vinum lymphatum generat lepram cito potum;

Illud ergo convenit non sumere, ni bene mixtum,

Si vis perfecte, si vis te vivere recte,

Disce parum bibere, sis procul a venere.

Post vinum verba, post imbrem nascitur herba;

Post studium scire, post otia multa perire;

Post florem sequitur fructus, post gaudia luctus.

Si vox est rauca, bibe vinum, quod bibit aucha.

39、梨子

君作暢飲後，切記當食梨。
梨子一入口，便可消酒氣。
如若不飲酒，食梨恐生疾。
若君食梨多，梨樹詛咒你。
梨若煮後食，解毒最相宜。
如若生食梨，入腹成毒劑。
君胃不能堪，疼痛絲絲起。
若君食煮梨，不復有此虞。
請君切切記，酒前請食梨。
再進以蘋果，排泄暢無比。
（評論：來自 1861 年巴黎版）
餐前食梨可通便，酒前食梨無煩憂。
生食梨子阻排便，煮後食梨利吸收。
除卻良種亞比亞，蘋果去皮享果肉[9]。
梨子亦依此法則，去皮之後宜入口。
桃子去皮果不甜，無需去皮盡可留。

9 譯者注：原文中「Appia Salernitana」，意為薩勒諾的亞比亞地區，此處指代亞比亞地區出產的蘋果。

39. De Orbis

Adde potum pyro, nux est medicina veneno.

Fert pyra nostra pyrus, sine vino sunt pyra virus.

Si pyra sunt virus, sit maledicta pyrus.

Si coquis antidotum pyra sunt, sed cruda venenum.

Cruda gravant stomachum, relevant pyra cocta gravatum.

Post pyra da potum, post pomum vade cacatum.

（Additio ex Ed. Parisii, 1861.）

Ante cibum, stringunt, et post, pyra sumpta, resolvunt.

Pyra sumantur, sed post bona vina sequantur.

Anus pedit dum coctana cruda comedit;

Si fuerit cocta, tunc est cibus et medicina.

Omnia mala mala, præter Appia Salernitana.

Quando capis poma, de vertice due perizoma,

Quando capis pyra, tunc primò de vertice gyra.

Tolle peripsma—post ede pulpam—sperne arullam,

Persica—pyra—poma cum cortice sunt meliora.

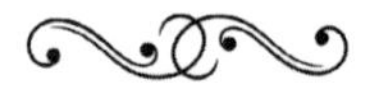

40、櫻桃

櫻桃利健康，潔胃防結石。
又能調血液，色正通氣滯。

40. De Cerasis

Cerasa si comedas, tibi confert grandia dona;
Expurgat stomachum nucleus lapidem tibi toilet,
Et de carne sua sanguis eritque bonus.

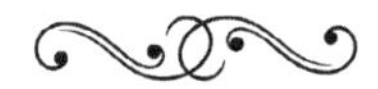

41、梅乾

梅乾味美，除熱擅長。
健胃消食，通便名揚。

41. De Prunis

Infrigidant, laxant, multum prosunt tibi prunæ.

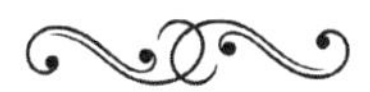

42、桃子、葡萄與葡萄乾

桃子宜乎伴新酒，兩物相配最相宜。
食罷堅果進此物，此前可進葡萄汁，
葡萄乾可治咳嗽，補腎卻對脾不適。
（評論：來自 1861 年巴黎版）
葡萄若去籽與皮，可供醫用世無雙。
肝臟減負息怒火，燥熱膽汁復清涼。

42. De Persicis,Racemis et Passulis

Perisca cum musto vobis datur ordine justo
Sumere;sic est mos, nucibus sociando racemos.
Passula non spleni,tussi valet,est bona reni.

（Additio ex Ed. Parisii, 1861.）

Utilitas uvae sine granis et sine pelle;
Dat sedare sitim jecoris, choleraeque calorem.

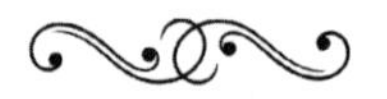

43、無花果

無花果膏去腫脹，瘰鬁體汙亦消除。
如若用布外敷之，醫治外傷接斷骨。
（評論：來自維拉 · 諾瓦的阿爾瑙）
喜用無花果，令人性欲狂。
（評論：來自 1861 年巴黎版）
既可緩胸痛，又能疏腸道。
可讓人舒暢，生熟俱有效。
無論舊與新，腫脹服後消。

43. De Ficubus.

Scrofa, tumor, glandes, ficus cataplasmati cedunt,

Junge papaver ei, confracta foris tenet ossa.

（Additio a. v.）

Pediculos, veneremque facit, sed cuilibet obstat.

（Additio ex Ed. Parisii, 1861.）

Impinguant et alunt, varios curantque tumores.

Seu denter crudae, seu cum fuerint bene coctae.

Pectus lenificant ficus, ventremque relaxant.

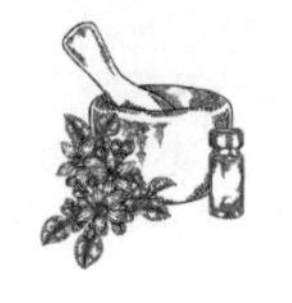

44、枸杞

腸熱便秘枸杞除，尿液瀦留亦可痊。
供不應求硬枸杞，君若取食宜泡軟。

44. De Rapis

Rapa juvat stomachum, novit producere ventum,

Provocat urinam, faciet quoque dente ruinam.

Si male cocta datur, hinc torsio tunc generatur.

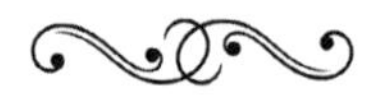

47、大頭菜（甘藍）[10]

此物致歡欣，食多胃腸脹。
食後齒恐傷，也令人瘋狂。
烹飪若不當，劇痛不可擋。
（評論：來自維拉 · 諾瓦的阿爾瑙）
此物根甚美，保健功效三。
淨腸與明目，虛恭無困難。

10 第 45、46 兩篇與第 58、26 兩篇有關聯。

如若每日食，矢氣頻頻傳。

47. De Rapis

Rapa juvat stomachum, novit producere ventum,

Provocat urinam, faciet quoque dente ruinam.

Si male cocta datur, hinc torsio tunc generatur.

（Additio a. v.）

Radix rapa bona est, comedenti dat tria dona;

Visum clarificat, ventrem mollit, bene bombit.

Ventum sæpè rapis, si tu vis vivere rapis.

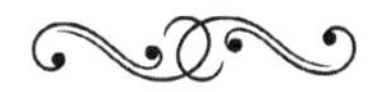

48、動物內臟

食心消化須耗時，吸收也需費力氣[11]。
牛肚問題也一樣，只是消化稍容易。
最利養身乃舌頭，消化肺葉微痛起。

11 此處暗指古羅馬人用餐時的催吐風俗。羅馬貴人為享受美味，在聚餐時會在享用一道菜肴後強迫自己嘔吐，消除飽脹，以便享受下一道佳餚。

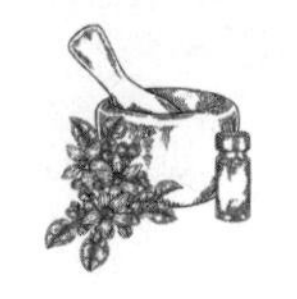

消食順暢無阻礙，好似露水入雨滴。
稗雞之腦難消化，其他食物無可比。

48. De Animalium Visceribus

Egeriur tarde cor; digeritur quoque dure.
Similiter stomachus, melior sit in extremitates.
Reddit lingua bonum nutrimentum medicinae.
Digeritur facile pulmo, cito labitur ipse.
Est melius cerebrum gallinarum reliquorum.

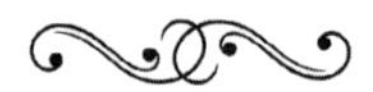

49、小茴香籽

調料小茴香，亦能利健康，
辛香味甘美，行氣最擅長。
（評論：來自維拉 · 諾瓦的阿爾瑙）
小茴香籽益處多，退燒快速無堪比。
胃有毒物能去除，亦可明目增視力。

49. De Semine Faeniculi

Semen faeniculi pellit spiracula culi.

（Additio a. v.）

Bis duo dat marathrum, febres fugat atque venenum,

Et purgat stomachum, lumen quoque reddit acutum.

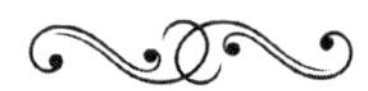

50、八角

八角養胃，亦可明目。

口感偏甜，堪稱最優。

50. De Aniso.

Emendat visum, stomachum confortat Anisum.

Copia dulcoris aniso fit melioris.

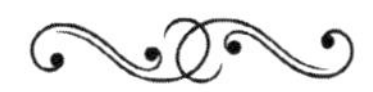

51、蘆葦

蘆葦煅作灰，服用是良藥。

能加速止血，傷口癒合好。

（評論：來自維拉 · 諾瓦的阿爾瑙）

服用蘆葦灰，暖肝最為宜。
可令心臟強，大腦得動力。
能驅脾活躍，亦使肺受激。
高良薑辣火，清胃無淤積。

51. De Spodio

Si cruor emanat Spodium sumptum cito sanat.
（Additio a. v.）
Gaudet hepar spodio, mace cor, cerebrum quoque moscho;
Pulmo liquirita, splen capparis, stomachumque galanga.

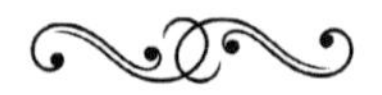

52、鹽

鹽瓶乃是席間寶，世間無菜不用鹽。
萬般毒物鹽除去，還可賦味與美饌。
若無鹹鹽來相助，世間佳餚美味欠。
唯獨長期食滷肉，陽氣衰微視力減。
還令體表生大瘡，著涼瘙癢誠為難。
（評論：來自維拉 · 諾瓦的阿爾瑙）

席間鹽瓶最先置，撤去必是酒席完。[12]
若是桌上無鹽瓶，唯恐此席不久散。

52. De Sale

Vas condimenti praeponi debet edenti.

Sal virus refugat, et non sapidumque saporat.

Nam sapit esca male quae datur absque sale.

Urunt persalsa visum, spermaque minorant,

Et generant scabiem, pruritum, sive rigorem.

（Additio a. v.）

Sal primo poni debet, primoque reponi,

Non bene mensa tibi ponitur absque sale.

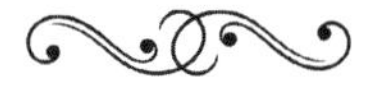

53、食物的口味與品質

世間三味無倫比，苦味酸味以及鹹。

---

12 譯者注：古代歐洲宴席之中，鹽瓶乃是一重要標誌物，賓客貴賤可依據鹽瓶之距離而定，近者貴而遠者賤。

酸味寒涼能止血，油膩甘甜口味淡。
極端口味當遠離，全身愜意保康安。

53. De Saporibus ac eorum Qualitatibus

Hic fervore viget tres, salsus, amarus, acutus ;
Alget acetosus sic stipans, ponticus atque;
Unctus, et insipidus dulcis, dant temperamentum.

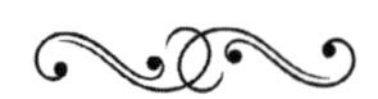

54、酒釀[13]

酒釀與人有四益，潔齒明目增營養。
君若體薄增肌肉，但若肥胖勿思量。
（評論：來自 1861 年巴黎版）
充饑潔齒並明目，清理胃積減哮喘。
此物增長君智慧，脂肪亦得大增添。
倘若君欲每日用，少攝美饌三餐減。

54.De Vippa

---

13 此物來源於酒劑與麵包。

Bis duo vippa facit, mundat dentes, dat acutum

Visum, quod minus est implet; minuit quod abundat.

（Additio ex Ed. Parisii, 1861.）

Vippa famem frenat, oculos dentesque serenat,

Et stomachum mundat, sic anhelitum quoque fugat;

Ingeniumque acuit; replet, minuit simul offa.

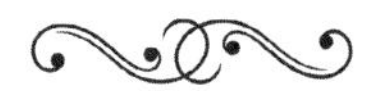

55、日常飲食

芸芸之眾生，飲食少變更。

先賢可作證，疾病飲食生。[14]

三餐有定量，體健無病症。

若君常變動，身體恐不勝。

55. De Diaeta.

Omnibus assuetam jubeo servare diaetam.

Approbo sic esse, ni sit mutare necesse.

14　譯者注：此處先賢指希波克拉底。

Est Hippocras testis, quoniam sequitur mala pestis.

Fortior est meta medicinae certa diaeta;

Quam si non curas, fatue regis, et male curas.

56、監督飲食

病人飲食誠難題，身為醫者當熟慮。
何時何地進何餐？頻率食量當幾許？
務必掌握免出錯，以免不慎疾病畜。[15]

---

15 有一人名為賀拉斯（Horace），此人並非醫生，曾在薩勒諾醫生結成此集以前留下過一首值得紀念的詩篇：
佳餚恐為害
下述兩菜雖美味，不宜同時入口中。
即是燒烤配煮物，以及海貝搭田鶇。
如若甜食進甚多，嗝逆震天響隆隆。
君若不好進粥食，面色蒼白晚餐停。
At simul assis
Miscueris elixa, simul conchylia turdis ;
Dulcia se in bilem vertent, stomachoque tumultum
Lenta feret pitnita. Vides ut pallidus omnis
Cena desurgat dubia."

56. De Abmtnistratione Diaetae.

Quale, quid, et quando, quantum, quoties, ubi, dando
Ista notare cibo debet medicus diaetando.
Ne mala conveniens ingrediatur iter.

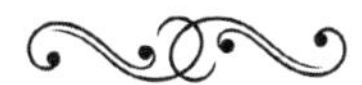

57、捲心菜

有關捲心菜，認知大不一。
下湯味道淡，菜葉結團聚。
菜湯與菜葉，並食腸道宜。
此乃食療法，功與瀉藥齊。

57. De Caule

Jus caulis solvit, cujus substantia stringit.
Utraque quando datur, venter laxare paratur.

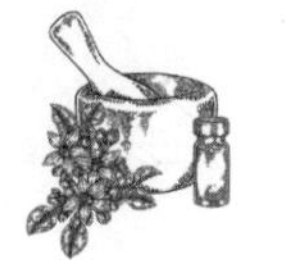

58、錦葵[16]

錦葵美名古有傳，安慰小腹效果著。
根入腸道能通便，促進蠕動大便出。

58. De Malba.

Dixerunt malvam veteres quia mollit alvum.
Malvae radices rasae deducere faeces,
Vulvam moverunt, et fluxum saepe dederunt.

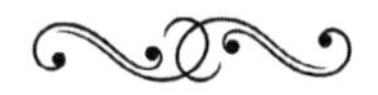

59、薄荷

薄荷良藥美名揚，見效雖慢復原強。
如若腸道有疾生，寄生蟲去得健康。

59. De Mentba

Mentitur mentha si sit depellere lenta
Ventris lumbricos, stomachi vermesque nocivos.

---

16 錦葵（Malva）一名的本意為「柔軟腹部」（mollire ventrem）。

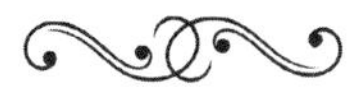

60、丹參

君羅何恙身亡故？誰家植有丹參草？
如是療治瀕死者，無有他物勝此藥。
舒緩神經用丹參，手抖不歇勿煩惱。
雖然令人發高燒，小小煩憂勿操勞。
春日降臨第一福，海狸丹參薰衣草。
配以艾菊和水芹，可返清醒麻痹消。
丹參誠是一衛士，撫慰全身甲諸藥。

60. De Salvia

Cur moriatur homo cui Salvia crescit in horto ?
Contra vim mortis, non talis[17] medicamen in hortis.
Salvia confortat nervos, manuumque tremorem
Tollit, et ejus ope febris acuta fugit.

---

17 此處原版有一「是」(est) 字，但如此表述與前句有衝突。所以我替換為「好似」(talis) 一詞，以更好地表現丹參的功用，後續各句對丹參的功用詳述更細。

Salvia, castoreum, lavendula, primula veris,

Nasturtium, athanasia, haec sanant paralytica membra.

Salvia salvatrix, naturae conciliatrix.

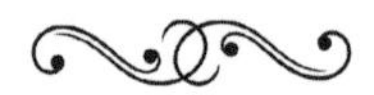

61、芸香

芸香之花本貴種，視力模糊芸香治。
女子用之增體力，男子用之性抑制。
芸香苦心報人類，能明雙目益心志。
若君室內多跳蚤，芸香煎汁可驅之。

61. De Ruto

Nobilis est Ruta quia lumina reddit acuta.

Auxilio rutæ, vir lippe videbis acute.

Ruta viris minuit Venerem, mulieribus addit.

Ruta facit castum, dat lumen et ingerit astum.

Cocta facit ruta de pulicibus loca tuta.

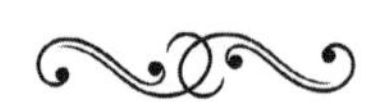

62、洋蔥

此物功效說不一，醫界紛爭定論難。
蓋倫不予易怒者，即便病人生埋怨。
然而此物可祛痰，醫神頌贊有言傳。[18]
增強胃動去積滯，膚色改善美姿顏。
若是擦拭於禿頂，落髮重生復光鮮。
（評論：來自維拉 · 諾瓦的阿爾瑙）
狗咬傷後，洋蔥外敷。
敷用之前，醋蜜劑塗。

62. De Cæpis

De cæpis Medici non consentire videntur.
Cholericis non esse bonas dicit Galienus.
Phlegmaticis vero multum docet esse salubres,
Non modicum sanas Asclepias adserit illas,
Præsertim stomacho, pulchrumque creare colorem.
Contritis cæpis loca denudata capillis,

18 譯者注：此處「醫神」指的是希臘神話中執蛇杖的醫藥之神阿斯克勒庇俄斯（Asclepius，或依原文例，Asclepias，非指馬利筋屬植物）。

Sæpè fricans, capitis poteris reparare decorem.

（Additio a. v.）

Appositas perhibent morsus curare caninos,

Si trita cum melle prius fuerint et aceto.

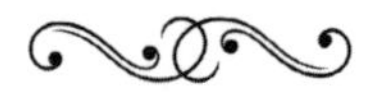

63、芥末

芥末性溫燥，乾熱善傷津。

毒物可除去，頭目得清新。

63. De Sinapi

Est modicum granum, siccum, calidumque Sinapi,

Dat lachrymas, purgatque caput, tollitque venenum.

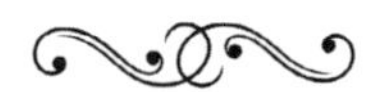

64、紫羅蘭

頭痛粘膜炎，請用紫羅蘭。

癲癇與酒醉，除去亦不難。

64. De Viola Purpurea

Crapula discutitur, capitis dolor, atque gravedo,
Purpuream dicunt Violam curare caducos.

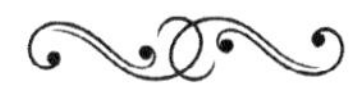

65、蕁麻

蕁麻安睡眠，病人用之宜。
唯獨有一慮，須用催吐劑。
劇痛服蕁麻，須加蜂蜜裡。
若是用湯劑，卡他咳嗽離。
補肺去腹瘤，關節病亦息。

65. De Urtica.

Ægris dat somnum, vomitum quoque tollit et usum,
Illius semen colicis cum melle medetur.
Et tussim veterem curat, si saepe bibatur.
Frigus pulmonis pellit, ventrisque tumorem,
Omnibus et morbis subveniet articulorum.

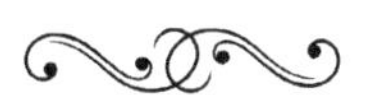

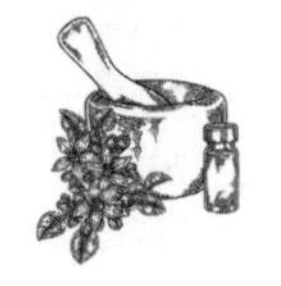

66、牛膝

淨化人體牛膝草，可清胸內淤積痰。
蜂蜜煎服令人愛，香脂可令肺舒坦。
另聞若是敷臉上，榮光滿面美姿顏。

66. De Hyssopus

Hyssopus est herba purgans a pectore phlegma.
Ad pulmonis opus cum melle coquatur hyssopus;
Vultibus eximium fertur reparare colorem.

67、細葉芹

細葉芹泥，蜂蜜同嚐。
創面癒合，腫塊能攘。
入酒口服，可減創傷。
搗碎作漿，胃腸通暢。

67. De Cæfolio

Appositum cancris tritum cum melle medetur,
Cum vino potum lateris sedare dolorem

Saepe solet, tritam si nectis desuper herbam,
Saepe solet vomitum, ventremque tenere solutum.

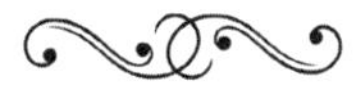

68、土木香

土木香草致歡愉，胸內器官皆受益。
若與芸香並作汁，保健良飲稱第一。

68. De Enula Campana

Enula campana reddit præcordia sana.
Cum succo rutæ succus si sumitur hujus,
Affirmant ruptis nil esse salubrius istis.

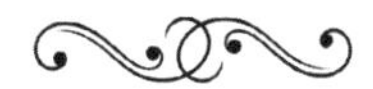

69、薄荷油

佐以任意酒，黃疸消退去。
若敷關節處，痛風亦能驅。

69. De Pulegio

Cum vino choleram nigram potata repellit;
Appositam veterem dicunt sedare podagram.

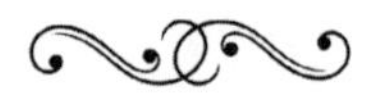

70. 水芹

新榨水芹汁，外用脫髮減。
與蜂蜜並敷，牙痛能得安。
塗抹皮膚上，可清身上癬。

70. De Nasturtio

Illius succus crines retinere fluentes
Illitus asseritur, dentesque levare dolorem,
Et squamas succus sanat cum melle perunctus.

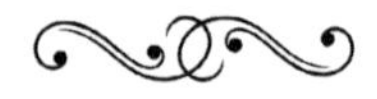

71、白屈菜

服用可以療失明，恢復視力有奇功。

老普林尼曾記錄，老人用此視力明。[19]

71. De Chelidonia

Cæcatis pullis hac lumina mater hirundo,

Plinius ut scribit, quamvis sint eruta reddit.

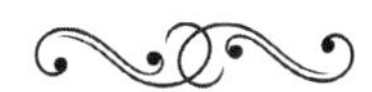

72、柳

柳條汁注耳，可去耳內蟲。
醋泡柳樹皮，贅疣不再生。
水泡柳樹花，放涼之後用。
可激人情欲，世界大不同。

72. De Salice

Auribus infusus vermes succus necat ejus.

Cortex verrucas in aceto cocta resolvit.

Hujus flos, sumptus in aqua, frigescere cogit

Instinctus Veneris, cunctos acres stimulantcs

---

19 譯者注：老普林尼《自然史》嘗言，小雞吞服白屈菜可治其眼病。

Et sic desiccat, ut nulla creatio fiat.

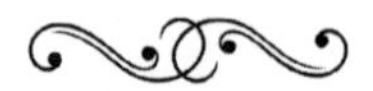

73、番紅花

香氣濃郁沁心脾，人得歡愉心舒暢。
保肝亦令四肢壯，元氣滿滿體魄強。

73. De Croco

Confortare crocum dixerunt exhilarando.
Membra defecta confortat hepar reparando.

74、韭菜

妙齡之女子，可仰賴此物。
如若流鼻血，棉布蘸汁入。
（評論：來自 1861 年巴黎版）
若伴以煮蛋，效果更優秀。
倘若生服用，效果真堪憂。
體內氣生風，亦激膽汁出。

74. De Porro

Reddit fœcundas mansum per sæpè puellas;

Illo stillantem poteris retinere cruorem,

Ungis si nares intus medicamine tali.

（Additio ex Ed. Parisii, 1861.）

Si fuerint cocti, porri sunt plus valituri.

Crudi, detestabiles cholerico ventove feraces.

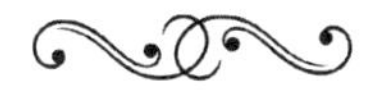

75、胡椒

黑胡椒佐餐，消化得幫助。

還可清淤痰，全身廢物除。

復有白胡椒，溫中胃能舒。

咳喘與疼痛，患之即當服。

還可退發燒，病重加量補。[20]

---

20 「瘧疾令血如冰凍，使人迫切尋溫暖。
瞬間全身發燒起，爾後四體陷寒顫。」
——《梅瑟》，第 3 冊第 1 卷
“ Quodque movere solet frigus periodica febris

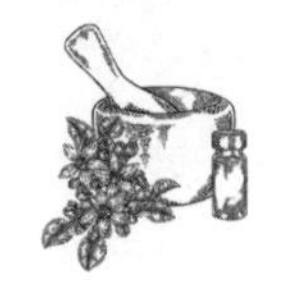

75. De Pipere

Quod piper est nigrum, non est dissolvere pigrum,

Phlegmata purgabit, concoctricemque juvabit.

Leucopiper stomacho prodest; tussique, dolori

Utile, praeveniet motum, febrisque rigorem.

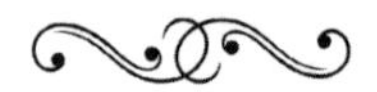

76、聽覺遲鈍

食後請速睡，也請常健身。
切勿飲過量，以免耳發沉。

76. De Grabitate Auditus

Et mox post escam dormire, nimisque moveri,

' Ista gravare solent auditus, ebrietasque.

Compescit, febris si sumitur antè tremorem.
——Macer, lib. 3, cap. i."

77、耳鳴

經常應用催吐劑，意外打擊兼驚懼。
常為禁食或酗酒，危險職業不留意。
上述種種持續做，聽力受損耳鳴起。

77. De Linnitu Aurium.

Metus—longa fames, vomitus, percussio, casus,
Ebrietas, frigus, tinnitum causat in aure.

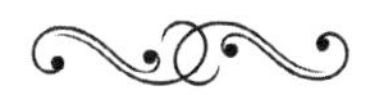

78、損傷視力之物

視力損傷緣如何？以下逐一作陳述。
勤為沐浴居風口，或溺酒色好滷肉。
扁豆胡椒與芥末，伴以雜豆入湯滷。
嗜食洋蔥與大蒜，辛辣食物不離口。
揚塵環境工作久，強光明火兼煙霧。
正午驕陽常灼炙，熬夜或常淚撲簌。
諸多因素釀大禍，產生病症無比苦。

78. De Uisus Kocumentis.

Balnea, vina, Venus, ventus, piper, allia, fumus,

Porri cum caepis, lens, fletus, faba, sinapis,

Sol, coitus, ignis, labor, ictus, acumina pulvis,

Ista nocent oculis, sed vigilare magis.

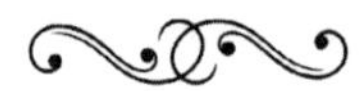

79、明目之物

白屈菜並馬鞭草，茴香玫瑰及芸香。
皆可明目復光輝，人皆稱讚療效強。
每味皆可洗雙眼，視力消退請君嚐。

79. De Corroborantibus Visum

Fœniculus, verbena, rosa, chelidonia, ruta,

Subveniunt oculis dira caligine pressis,

Nam ex istis fit aqua, quæ lumina reddit acuta.

80、減輕牙痛

牙痛之時需留意，良醫推薦韭菜籽。
莫要忘記配乳香，兩物燒灰莫要遲。
天仙子葉製成煙，緩緩吸入牙痛止。

80. De Delore Dentium Sendando

Sic dentes serva, porrorum collige grana.
Cum hyoscyamo ure adjuncto simul quoque thure.
Sic per embotum, fumum cape dente remotum.

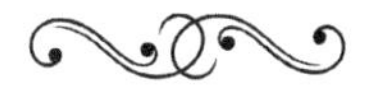

81、發聲嘶啞

鰻鱺之魚並油脂，堅果加上生蘋果。
以上有食物風險，可致卡他粘液多。
病程還延甚久長，其中痛苦難言說。
可致聲啞難言語，亦生喉痛多咳嗽。

81. De Haucebine Vocis

Nux, oleum, frigus capitis, anguillaque potus.
Ac pomum crudum, faciunt hominem fore raucum.

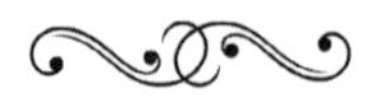

82、針對黏膜炎之療法

保持健康當注意，不進生冷成習慣。
勞作呼吸無阻滯，確保空氣濕而暖。
酒類少進屏呼吸，君遇風寒無憂患。[21]
感冒症狀延及胸，形成所謂粘膜炎。
如若延至支氣管，遺君鼻炎苦難堪。

82. Rheumatis Remedia

Jejuna, vigila, caleas dape, valde labora,
Inspira calidum, modicum bibe, comprime flatum ;
Hæc benè tu serva, si vis depellere rheuma.
Si fluat ad pectus, dicatur rheuma catarrhus ;
Ad fauces bronchus; ad nares esto coryza.

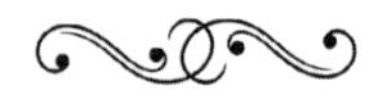

---

21 「屏住呼吸」是古人在體育鍛煉中發現的一種鍛煉方法。墨丘利亞迪斯就曾提及過這種曾受到蓋倫高度讚譽的健身方法。

83、治癒瘺管

雄黃硫礦石灰配，再加礦皂共研磨。
連用四次填瘺管，解除病痛瘺癒合。

83. De Curatione Fistulæ

Auripigmentum, sulphur, miscere memento;
His decet apponi calcem, commisce saponi.
Quatuor haec misce.   Commixtis quatuor istis
Fistula curatur, quater ex his si repleatur.

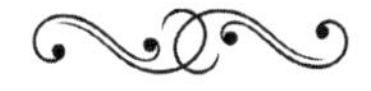

84、頭痛

如是飲酒致頭痛，君飲棄酒飲白水。
頭頂額頭發熱痛，酒後常常發熱隨。
且令病人撫摩頭，羊肚薰衣敷病位。[22]
君若依照此法行，何慮頭痛不可退。

22 譯者注：此處「羊肚」指羊肚菌，「薰衣」指薰衣草。

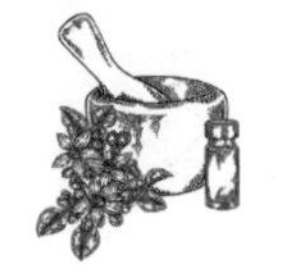

84. De Doloribus Capitis

Si capitis dolor est ex potu, lympha bibatur.

Ex potu nimio nam febris acuta creatur.

Si vertex capitis, vel frons aestu tribulentur,

Tempora fronsque simul moderate sæpe fricentur;

Morella cocta nee non calidaque laventur;

Istud enim credunt capitis prodesse dolori.

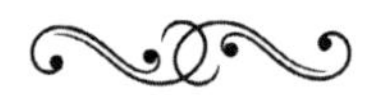

85、一年四季

酷暑苦夏傷津液，君須常用催吐藥。

催吐可令疾病消，體液有疾盡可消。

春夏秋冬歷一年，春日復臨寒意消。

此時血流最通暢，天氣轉暖且乾燥。

春和景明愛意生，萬般生靈得關照。

發汗沐浴蕩污穢，服藥鍛煉疾病少。

煩熱生怒必克制，驅除酷暑可勝燥。

當食涼菜莫拒絕，暫停放血與洗澡。

休息品質要保障，生活無虞健康保。

85. De Quatuor anni Temportbus.

Temporis æstivi jejunia corpora siccant,

Quolibet in mense, et confert vomitus quoque purgat

Humores nocuos, stomachi lavat ambitus omnes.

Ver, Autumnus, Hyems, Æstas, dominantur in anno;

Tempore vernali calidus fit ær, humidusque,

Et nullum tempus meliùs fit phlebotomiæ.

Usus tunc homini Veneris confert moderatus.

Corporis et motus, ventrisque solutio, sudor,

Balnea, purgentur tunc corpora cum medicinis.

Æstas more calet sicca, et noscatur in ilia

Tunc quoque præcipuè choleram rubram dominari.

Humida, frigida fercula dentur, sit Venus extra,

Balnea non prosunt, sint raræ phlebotomiae,

Utilis est requies, sit cum moderamine potus.

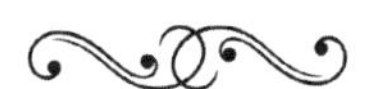

86、體內牙齒、骨骼與血管的數目

人體內骨骼，一一可點數。

合計數目為，二百一十九。
牙齒三十二，上下數清楚。
若是問血管，三百五十六。

86. De Numero Ossium, Dentium et Uenarum.

Ossibus ex denis bis centenisque novenis,
Constat homo, denis bis dentibus et duodenis;
Et ter centenis decies sex quinque venis.

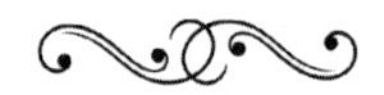

87、四種體液

體液種類四，常流於體內。
血液與黏液[23]，膽汁黃與黑。
黑膽汁旺盛，此人冷如水。
多血之體質，可與烈火配。
（評論：來自維拉 · 諾瓦的阿爾瑙）
血液性質濕且熱，萬分重要似空氣。

23 古人對黑色與黃色膽汁做了區分，認為這兩種膽汁分別是膽囊性的（Cystic）和肝臟性的（Hepatic）。

粘液雖然性質冷，漫布全身若水比。
黃色膽汁燥如火，灼熱焚身無堪匹。
黑色膽汁幹且涼，沉重凝著似大地。

87. De Quatuor Dumoribus Dumani Corporis

Quatuor humores in humano corpore constant,

Sanguis cum cholera, phlegma, melancholia.

Terra melancholicis, aqua confertur pituita.

A ë r sanguineis, ignea vis choleræ.

（Additio a. v.）

Humidus est sanguis, calet, est vis a ë ris illi.

Alget phlegma, humetque illi sic copia aquosa est.

Sicca calet cholera, et igni fit similata,

Frigens sicca melancholia est, terræ. adsimilata.

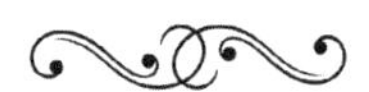

88、多血質

樂天派
體魄肥碩元氣足，好覓新奇行世間。
愛美好酒多激情，恣意歡謔享盛宴。

交遊廣闊言辭甘，一心向學用心堅。
衣著豔麗手大方，愛美亦喜作笑顏。
勇毅英姿無可比，心中慈悲仁義兼。

88. De Cemperatura.

Sanguinea.

Natura pingues isti sunt, atque jocantes,

Semper rumores cupiunt audire frequenter.

Hos Venus et Bacchus delectant, fercula, risus;

Et facit hos hilares, et dulcia verba loquentes.

Omnibus hi studiis habiles sunt, et magis apti.

Qualibet ex causa nee hos leviter movet ira.

Largus, amans, hilaris, ridens, rubeique coloris,

Cantans, carnosus, satis audax, atque benignus.

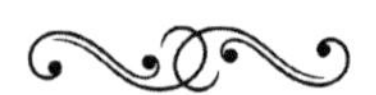

89、膽汁質

膽汁黃者多倔強，萬事精通無不能。
食量甚大無能比，生長快速亦難勝。
學習新知過他人，慷慨大度喜攀升。

悍勇剽急性魯莽，怒火難制好衝動。
為人狡猾如狐狸，好奢求侈多心計。
身材修長而幹練，性情苛急烈火比。

89. Cholerica sibe Biliosa

Est et humor cholerae, qui competit impetuosis.
Hoc genus est hominum cupiens præcellere cunctos.
Hi leviter discunt, multum comedunt, citò crescunt.
Inde magnanimi sunt, largi, summa petentes.
Hirsutus, fallax, irascens, prodigus, audax,
Astutus, gracilis siccus, croceique coloris.

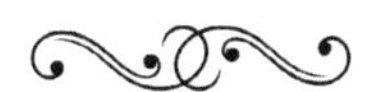

90、粘液質

體量肥厚血低劣，性溫力小少耐力。
此輩多不樂讀書，睡如死屍好閒逸。
性情沉悶動作慢，怠惰貪睡不願起。
多困易倦人心懶，口中痰液多分泌。
身體虛浮動作慢，面部蒼白多淤積。

90. Phlegmita sibe Pituitosa

Phlegma viros modicos tribuit, latosque, brevesque.

Phlegma facit pingues, sanguis reddit mediocres.

Otio non studio tradunt, sed corpora somno.

Sensus hebes, tardus motus, pigritia, somnus.

Hic somnolentus, piger, in sputamine multus.

Est huic sensus hebes, pinguis, facie color albus.

91、憂鬱質

黑膽汁可致抑鬱，令人自卑寡言談。
敏於學業不易睡，一心敬業用心堅。
多疑心巧易焦慮，好守財貨性亦慳。
性如粘土好緊張，易於嫉妒與悲觀。

91. Melancholica

Restat adhuc choleræ virtutes dicere nigræ,

Qua reddit tristes, pravos, perpauca loquentes.

Hi vigilant studiis, nec mens est dedita somno,

Servant propositum, sibi nil reputant fore tutum.

Invidus, et tristis, cupidus, dextræque tenacis,

Non expers fraudis, timidus, luteique coloris.

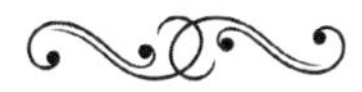

92、四體液之體征

體液種類共四種，所致外征亦不同。
粘液可致色蒼白，血液致人色鮮紅。
膽汁可令顏光鮮，或使膚色呈暗棕。
（評論：來自 1861 年巴黎版）
黑色膽汁流全身，全身膚色也變暗。
黑黃膽汁雖近似，天無二日難為兼。
前者使人體單薄，後者令人志氣滿。
二者若是俱旺盛，體力透支疾病產。

多血質之標誌

多血面色泛紅潤，眼睛大而放光澤。
面頰多肉脈動強，易陷便秘與口渴。
唾液時常有甜味，靜脈當中酸液多。
膽汁過盛之標誌

右半身痛舌苔厚，易嘔耳鳴夜難眠。
口渴噁心易腹瀉，心胸疼痛食欲減。
脈搏平時甚輕盈，若有發燒脈則顯。

膽汁苦味遍全身，疼痛燎身生夢魘。

粘液過多之標誌

黏液過多損健康，唾液增多味覺退。
腦後、肋、胃俱疼痛，脈搏緩慢力亦微。
夜間床上多做夢，故而難醒嗜於睡。

黑膽汁過盛之標誌

全身體液盡黟黑，脈搏緩慢腎亦虧。
此外皮膚生暗影，黑暗恐懼夢不退。
嗝逆味覺與痰液，連綿不斷酸意隨。
耳中常有鳴哨聲，或作歌聲難退回。

92. De Coloribus

Hi sunt humores qui præstant cuique colores.
Omnibus in rebus ex phlegmate fit color albus.
Sanguine fit rubens; cholera rubea quoque rufus.

（Additio ex Ed. Parisii, 1861.）
Corporibus fuscum bilis dat nigra colorem ;
Esse solent fusci quos bilis possidet atra.
Istorum duo sunt tenues, alii duo pingues,
Hi morbos caveant consumptos, hique repletos.

Indicia Redundantis Sanguinis.

Si peccet sanguinis, facies rubet, extat ocellus,

Inflantur genæ, corpus nimiumque gravatur,

Est pulsusque frequens, plenus, mollis, dolor ingens

Maxime fit frontis, et constipatio ventris,

Siccaque lingua, sitis, et somnia plena rubore,

Dulcor adest sputi, sunt acria, dulcia quæsque.

Indicia Exuberantis Choleræ.

Accusat choleram dextræ dolor, aspera lingua,

Tinnitus, vomitusque frequens, vigilantia multa,

Multa sitis, inguisque egestio, tormina ventris,

Nausea fit, morsus cordis, languescit orexis,

Pulsus adest gracilis, durus, veloxque calescens—

Aret, amarescitque, incendia somnia fingit.

Indicia Redudantis Phlegmatis.

Phlegma supergrediens proprias in corpore leges,

Os facit insipidum, fastidia crebra, salivas,

Costarum, stomachi, simul occipitisque dolores,

Pulsus adest rarus, tardus, mollis, quoque inanis,

Præcedit fallax phantasmata somnus aquosa.

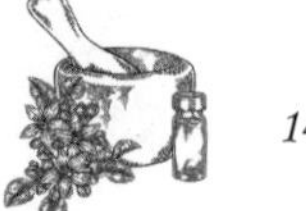

Indicia Abundantis Melanchollæ.

Humorum pleno dum fæx in corpore regnat,

Nigra cutis, durus pulsus, tenuisque urina,

Sollicitudo, timor, tristitia, somnia tetra;

Acescunt ructus, sapor, et sputaminis idem.

Levaque præcipue tinnit vel sibilat auris.

93、放血療法與放血療法的適宜年齡

十七歲前少放血，歲月流逝激情去。
往日歡欣借酒回，貧血則需進食補。
放血可去體內垢，興奮神經明雙目。
思路清晰促腸動，睡眠改善悲傷除。
聽覺體力與發聲，皆可增強君無憂。

93. De Phlebotomia ,de Aetate Phlebotomiæ

Denus septem vix phlebotomiam petit annus.

Spiritus uberior exit per phlebotomiam.

Spiritus ex potu vini mox multiplicatur,

Humorumque cibo damnum lente reparatur.

Lumina clarificat, sincerat phlebotomia
Mentes et cerebrum, calidas facit esse medullas,
Viscera purgabit, stomachum ventremque coercet,
Puros dat sensus, dat somnum, tædia tollit
Auditus, vocem, vires producit et auget.

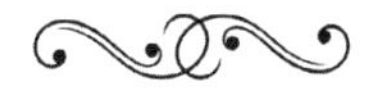

94、適宜放血療法的月份與不適宜放血療法的月份

放血適宜月份為：四、五、九月當牢記。[24]
月上盤繞九頭蛇[25]，恰逢在此三月裡。
上述三個月份中，最宜放血有定期。
其一乃是九月一，其二五月三十一。[26]

24 譯者注：詩中所述之月份為儒略曆(Julius Calendar)之四、五、九三月，較今日通行西曆略早。

25 九頭蛇(Hydra)星座，或名水蛇座(Water Serpent)，古代天文學認為這一星座可對月相產生影響。

26 譯者注：這兩個日期都是儒略曆日期，分別合格里曆(Gregory

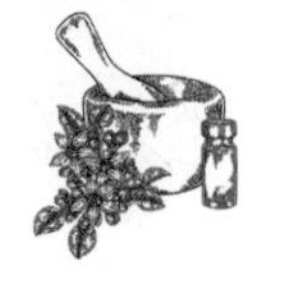

年輕氣盛血豐沛，五月放血為最宜。
若是君欲享長生，四月九月也可以。

94. Qunbus Mensibus Conbeniat, Quibusbe Noceat Phlebotomia

Tres insunt istis, Maius, September, Aprilis,
Et sunt Lunares, sunt velut Hydra dies
Prima dies primi, postremaque posteriorum ;
Nec sanguis minui nee carnibus anseris uti.
In sene vel juvene si venæ sanguine plenæ,
Omni mense bene confert incisio venæ.
Hi sunt tres menses, Maius, September, Aprilis,
In quibus eminuas, ut longo tempore vivas.

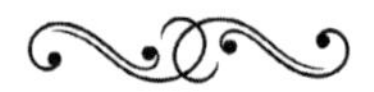

95、放血療法的障礙

若是體表傷口深，或是酷寒人難耐。

Calendar，今通行西曆）中非閏年的 8 月 19 日與 5 月 18 日，或爲閏年中的 8 月 18 日與 5 月 17 日。

房事過後復沐浴，華髮老人或小孩。
飽食之後或噁心，上述情形不應該。

95. De Impebimentis Phlebotomiæ

Frigida natura, frigens regio, dolor ingens,

Balnea post coitum, minor ætas atque senilis,

Morbus prolixus, potus repletio et escæ,

Si fragilis, vel subtilis, sensus stomachi sit,

Et fastidit, tibi non sunt phlebotomandi.

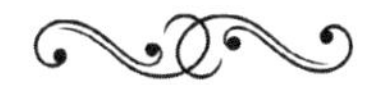

96、放血的環境

君欲為放血，無論量幾許。
須當牢記住，以下為必需。
浴後復塗藥，臂用繃帶繫。
可飲少量酒，散步健身體。
以上皆要務，一定當牢記。

96. Quæ Dirra Venæ Sectionem Obserbanba.

Hæc facienda tibi, quando vis phlebotomari,

Vel quando minuis, fueris, vel quando minutus.

Unctio sive lavacrum, potus, vel fascia, motus,

Debent non fragili tibi singula mente teneri.

97、放血的效果

放血息憤怒，歡喜易哀傷。
可平相思苦，令君遠躁狂。

97. De Quibusdam Phlebotomiæ Effectibus

Exhilarat tristes, iratos placat, amantes

Ne sit amentes, phlebotomia facit.

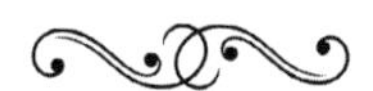

98、放血切口的尺寸

中等大小即適合，無論血量放幾許。
放血流程須迅速，否則放血不容易。

98. De Scissuræ Quantitate in Venæ Sectione

Fac plagam largam mediocriter, ut cite fumus

Exeat uberius, liberiusque cruor.

99、放血療法注意事項

放血之後六小時，君當警惕萬萬分。
牢牢切記守清醒，如若入睡恐傷身。
君有外憂恐心悲，緣因神經綿延伸。
血液清洗自更新，切口不遠也不深。
放血過後體虛弱，切記勿將食物進。

99. Quæ in Venæ Sectione Consideranda

Sanguine subtracto sex horis est vigilandum,

Ne somni fumus lædat sensibile corpus.

Ne nervum lædas, non sit tibi plaga profunda.

Sanguine purgatus non carpas protinus escas.

100、放血療法後的禁忌

遠離各種乳製品，縱有美酒莫品嚐。
另忌靜脈切開術，亦當遠離寒與涼。
莫逞英雄身暴露，元氣當保命久長。
陽光明媚微風拂，良辰美景竟未央。
適當休息甚有益，鍛煉難免激痛傷。

100. Quæ post Phlebotomiam Vitanda.

Omnia de lacte vitabis rite minutus,
Et vitet potum phlebotomatus homo,
Frigida vitabis, quia sunt inimica minutis.
Interdictus erit minutus nubilus aër.
Spiritus exultat minutis luce per auras.
Omnibus apta quies, est motus valdè nocivus.

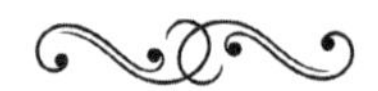

101、放血適應症、適用年齡與放血量

急性疾病可放血，抓緊時間把血放。
中年不懼傷痛苦，放血量大亦無妨。
兒童老人須注意，切記謹慎不能忘。

春日可放二倍量，其他時節勿超常。

101. Quibus Morbis et Aetatibus Phlebotomia Conbeniat,et Quantum Sanguinis quoque tempore Detrabendum

Principio minuas in acutis, peracutis.

Ætatis mediæ multum de sanguine tolle.

Sed puer atque senex toilet uterque parum.

Ver tollat duplum, reliquum tempus tibi simplum.

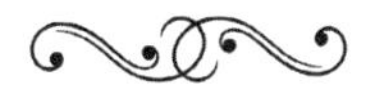

102、放血適宜季節與部位

春日夏日宜放血，右側割開利健康。
秋轉涼意冬酷寒，左側放血最適當。
四大部位依次放，肝心頭部終腳掌。
春日心肝搏動急，可在頭部腳底放。

102.Quæ Membra quoque Cempore Venæ Sectione Vacuanda.

Ver, æstas, dextras; autumnus, hyemsque sinistras.

Quatuor hæc membra, hepar, pes, cepha, cor, vacuanda.

Ver cor, hepar æstas, ordo sequens reliquas.

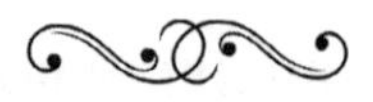

103、靜脈放血的好處

凡人放血獲大利，一般都從靜脈起。
心肝脾肺得清洗，心痛除去聲清晰。

103. De Commodis er Sectione Salbatellæ

Ex salvatella tibi plurima dona minuta,
Purgat hepar, splenem, pectus, præcordia, vocem,
Innaturalem tollit de corde dolorem.

分別出現於 1575 年、1607 年與 1617 年三種英譯本中的樣本舉例：

以下三種英譯本皆為本書第一首詩《療治心智之術》。

1575 年譯本，來自於牛津科普斯 ・ 克利斯蒂（Corpus Christi）學院圖書館所藏的手稿。

" The puisante Kinge of Brittannye
The schole of famous memorye,
Salernum, biddes him selfe to frame,
If healthe he woulde and kepe the same;
Geve cares noe place within thy brest;
Lett fretting furies be supprest;
Too muche of wine use not to swill;
Suppe you but lighte, eate not thy fill;
At meate to sitte soe longe a time,
To rise is not soe greate a crime ;
At noone geve not thye selfe to slepe;
Nor use thye water for to kepe.
"He maye that liste this to observe,
Him selfe longe time in healthe preserve.
When physicke harde is to be hadd,
Three things may be in steede.
The minde in noe wise must be sadde,
Meane reste and diette muste thee feede."

1607年譯本，現藏於倫敦，書名題為《英格蘭人的醫生》。

" The Salerne Schoole doth by these lines impart

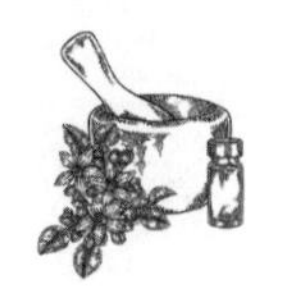

All health to England's King, and doth advise

From care his head to keepe, from wrath his harte.

Drink not much wine, sup light, and soone arise.

When meat is gone long sitting breedeth smart;

And after noone still waking keepe your eies,

When mou'd you find your selfe to nature's need,

Forbeare them not, for that much danger breeds,

Use three physitians still—first Dr. Quiet,

Next Dr. Merry-man, and Dr. Dye.

1617 年譯本，現藏於倫敦，書名題為《健康指南》。

" All Salerne Schoole thus writes to England's King,

And for men's health these fit advises bring.

Shunne busie cares, rash angers, which displease;

Light supping, little drinke doe cause great ease.

Rise after meate, sleepe not at afternoone,

Urine and nature's neede, expell them soone.

Long shalt thou live if all these well be done.

When physicke needes, let these thy doctors be,

Good diet, quiet thoughts, heart mirthful, free."

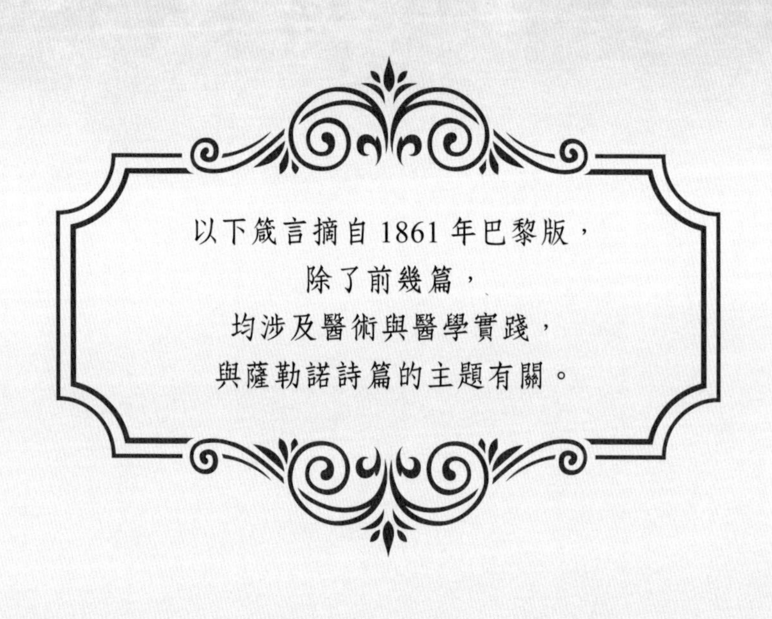

以下箴言摘自 1861 年巴黎版，
除了前幾篇，
均涉及醫術與醫學實踐，
與薩勒諾詩篇的主題有關。

1、對醫者的讚譽

仰仗診斷與治療，而非巧舌善辯術。

始於施治舒身心，終於蕩滌疾病苦。

1. Laus Merdici

Sensus et ars medici curant, non verba sophistæ;

Hic ægrum relevat curis, verbis necat iste.

2、醫學的本質

有恙無恙皆有道，醫者從此知疾患。

醫道中人曉良術，此中道理當深諳。

治療之術命所繫，欲為此業探病源。

良醫當知病深切，爾後方將治法談。

亦有醫者術拙謬，一見患者即茫然。

患者體溫與病狀，醫者從容病去半。

疾病積液凝作塊，當將腫脹病情盤。

待到腫塊消去後，病灶除去即將痊。

2. Medicinæ Objectum

Nosse malum, sanos servando, ægrisque medendo;
Consule naturam, poteris prudentior esse.
Est medicus, scit qui morbi cognoscere causam;
Quando talis erit, nomen et omen habebit.
Sunt medico plura super ægris respicienda;
In membro crasis, atque situs, plasmatio, virtus,
Morbi natura, patientis conditiones.
Digere materiam, crudamque repelle nocivam,
Mollifica duram, compactam solve, fluentem
Et spissam liquefac, spissam lenique fluentem.

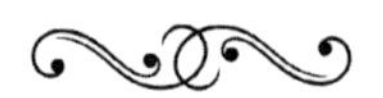

3、醫學的限制

世間無藥，能敵死神。
良醫所為，不令病深。
起死回生，自古未聞。
養生有道，生年延伸。
天賜良道，病痊身臻。

3. Medicinæ Limitis

Contra vim mortis, non est medicamen in hortis.

Si medicus cunctos ægros posset medicari,

Divinus magis debcret jure vocari.

Non physicus curat vitam, quamvis bene longat;

Natura, quæ conservat, descendens, corpora sanat.

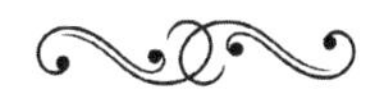

4、醫生的難言之隱

醫者從業第一難，乃是檢測人糞便，

積液骯髒不待言，實令醫界難為堪。

4. Medici Encomoda

Stercus et urina medico sunt fercula prima;

Hydrops, quartana, medico sunt scandala plana.

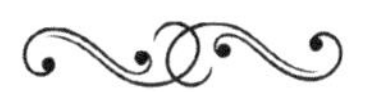

5、如何防備病人的忘恩負義之舉

知識絕非免費得，求學束脩當備齊。
病人叩門來尋醫，尋覓希波克拉底。
且看醫生初出診，患者托以世珍稀。
一旦病除下床去，先前許諾化夢囈。
如若醫生敢詰問，登時全身滿敵意。[1]
立約保證定酬勞，良好關係可維繫。
若不立約情誼盡，患者賴帳難追及。
病人尚未脫險前，抵押財物是時機。
脫離病魔爪牙後，惡言出口賴帳起。
如若索求診治費，病情未痊即當為。
若是病癒索診費，如不呈堂賬難給。

---

1 中世紀的一位名醫埃裡庫斯・科杜斯（Ericus Cordus）曾這樣風趣的諷刺患者的忘恩負義：

醫者當知三不醫，其一唯去求神靈。
其二索錢於醫者，其三竟比撒旦凶。

Tres medicus facies habet; unam, quando rogatur,
Angelicam ; mox est, cum juvat ipse, Deus.
Post ubi curato, poscit sua praemia morbo,
Horridus apparet, terribilisque Sathan.

貴重藥物斟酌用，病癒傾囊不足惜。

診金藥費多與少，必有所值無相欺。

病家虛言無誠意，只能得到廉價醫。

行事請遵下所言，天下醫生切牢記。

病人痛苦呼天地，且答多謝君酬勞。

若求反響大不同，收費之後再治療。

病人脫離痛苦後，瞬間忘卻診金繳。

忍痛也要問醫生，收入幾何可奉告？

如若不是這般問，待到雙方公堂鬧。

患者依然作大怒，「診費兩次已付繳！」

5. Ad Præcabendum Aegrorum Engratitudinem

Non didici gratis, nee musa sagax Hippocratis

Ægris in stratis serviet, absque datis.

Cum locus est morbis, medico promittitur orbis;

Mox fugit a mente medicus, morbo recedente.

Instanter quærat nummos, vel pignus habere ;

Fidus nam antiquum conservat pignus amicum ;

Nam si post quæris, inimicus haberis.

Dum dolet infirmus, medicus sit pignore firmus;

Dum dolet infirmus, medicus sit pignore firmus;

Ægro liberato, dolet de pignore dato.

Ergo petas pretium, patienti dum dolor instat;

Nam dum morbus abest, dare cessat, lis quoque restat.

Empta solet care multum medicina juvare.

Si qua detur gratis, nil affert utilitatis.

Res dare pro rebus, pro verbis verba solemus;

Pro vanis verbis, montanis utimur herbis ;

Pro caris rebus, pigmentis et speciebus.

Est medicinalis medicis data regula talis;

Ut dicatur da, da, dum profert languidus ha, ha!

Da medicis primo medium, medio nihil imo.

Expers languoris, non est memor hujus amoris ;

Exige dum dolor est; postquam poena recessit,

Audebit sanus dicere; multa dedi.

Dum dolet infirmus, medicus sit pignore firmus;

Ægro liberato, dolet de pignore dato.

Ergo petas pretium, patienti dum dolor instat;

Nam dum morbus abest, dare cessat, lis quoque restat.

Empta solet care multum medicina juvare.

Si qua detur gratis, nil affert utilitatis.

Res dare pro rebus, pro verbis verba solemus;

Pro vanis verbis, montanis utimur herbis ;

Pro caris rebus, pigmentis et speciebus.

Est medicinalis medicis data regula talis;

Ut dicatur da, da, dum profert languidus ha, ha !

Da medicis primo medium, medio nihil imo.

Expers languoris, non est memor hujus amoris ;

Exige dum dolor est; postquam poena recessit,

Audebit sanus dicere; multa dedi.

Ægro liberato, dolet de pignore dato.

Ergo petas pretium, patienti dum dolor instat;

Nam dum morbus abest, dare cessat, lis quoque restat.

Empta solet care multum medicina juvare.

Si qua detur gratis, nil affert utilitatis.

Res dare pro rebus, pro verbis verba solemus;

Pro vanis verbis, montanis utimur herbis ;

Pro caris rebus, pigmentis et speciebus.

Est medicinalis medicis data regula talis;

Ut dicatur da, da, dum profert languidus ha, ha !

Da medicis primo medium, medio nihil imo.

Expers languoris, non est memor hujus amoris ;
Exige dum dolor est; postquam poena recessit,
Audebit sanus dicere; multa dedi.

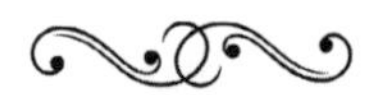

6、醫生的必要行為

醫者務必衣整潔，手飾珠寶應華麗。
如果條件可允許，鞍韉華美駿馬騎。
盛裝打扮衣華麗，高堂大殿出入易。
鮮衣怒馬赴診去，患者酬勞不核計。
如若輕車與簡從，當心病人手小氣。
天下醫生貧者眾，難堪手中收入低。

6. Conditiones Nessariæ Medico

Clemens accedat medicus cum vestc polita;
Luceat in digitis splendida gemma suis.
Si fieri valeat, quadrupes sibi sit pretiosus;
Ejus et ornatus splendidus atque decens.
Ornatu nitido conabere carior esse,
Splendidus ornatus plurima dona dabit.

Viliter inductus munus sibi vile parabit,
Nam pauper medicus vilia dona capit.

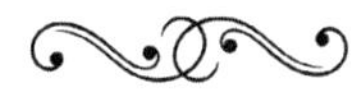

7、庸醫

醫界一大煩惱事，庸醫皆來充名號。
僧侶屠夫與優伶，老處女並猶太佬。[2]
肥皂師傅亦改行，煉金術士水準高。
造假販子吹破天，澡堂老闆招術妙。
雕蟲小技不足齒，眼科也來湊熱鬧。[3]
所求僅是囊中物，醫術不通一絲毫。

---

2 譯者注：在中世紀，老處女因逃離了古代社會女性應擔當的生育職責而受歧視。而猶太人則因宗教原因與所從事的金融放貸事業而為人所鄙視。

3 譯者注：古時醫生視包括眼科在內的諸多外科為賤業，故對此多有鄙視。

7. Medicaster

Fingit se medicum quivis idiota, profanus,
Judæus, monachus, histrio, rasor, anus,
Sicuti alchemista medicus fit aut saponista,
Aut balneator, falsarius aut oculista.
Hie dum lucra quærit, virtus in arte perit.

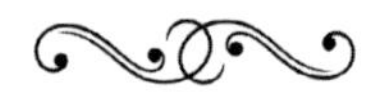

8、保健良言

智者曾有言，醫術乃神賦。
醫術之奧妙，良醫詳描述。
眾生生復死，最終皆入土。
化塵遭踐踏，或入蟲豸腹。
人以食為天，俗世多煩擾。
醫者雖有術，天命不可矯。
能守健康者，人生不同了。
為保健康長，預防勝治療。
醫術治病道，迂回把病消。
祈求長生者，禦病當有道。

君若想學習，亦能享壽考。

8. Exbortatio Sanitatis

Testatur sapiens quod Deus omnipotens

Fundavit physicam : prudens hie figurat illam.

Ad finem properat qui modo natus erat;

Nunc oritur, moritur statim, sub humo sepelitur.

Sub pede calcatur, vermibus esca datur.

Huic succurratur, quod bene quis diætatur.

Vitam prolongat, sed non medicina perrennat.

Custodit vitam qui custodit sanitatem.

Sed prior est sanitas quam sit curatio morbi.

Ars primitus surgat in causam, quo magis vigeatis.

Qui vult longinquum vitam perducere in ævum,

Mature fiat moribus ante senex,

Senex mature, si velis esse dici.

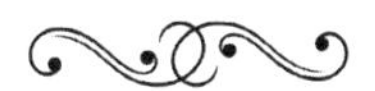

9、保健法

抑鬱憤怒或辛勞，皆可令君壽命減。

眾生皆不免一死，人生在世彈指間。

歡樂之時有幾何？雖如夢幻可延年。

節日歡謔或太過，華年易逝時光苒。

著涼酗酒或格鬥，稍有不慎命難全。

勞逸飲食當適度，如若過量身朽爛。

晨起遵時晚散步，欣於所遇得心安。

9. Hygiene

Triste cor, ira frequens, benè, si non sit, labor ingens,

Vitam consumunt hæc tria fine brevi;

Hæc namque ad mortis cogunt te currere metas.

Spiritus exultans facit ut tua floreat ætas,

Vitam declinas, tibi sint si prandia lauta,

Qui fluxum pateris, hæc ni caveas, morieris:

Concubitum, nimium potum, cum frigore motum,

Esca, labor potus, somnus, mediocria cuncta:

Peccat si quis in his, patitur natura moleste.

Surgere mane cito, spatiatim pergere sero;

Hæc hominem faciunt sanum, hilaremque relinquunt.

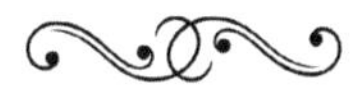

10、風

東風起於黎明時，西風出自黃昏後。

日正當午南風作，出於極地朔風吼。

10. Venti

Sunt Subsolanus, Vulturnus et Eurus, eoi,

Circinus occasum, Zephyrusque, Favonius affiant,

Atque die medio Notus hæret, Africus Auster,

Et veniunt Aquilo, Boreas, et Caurus ab Arcto.

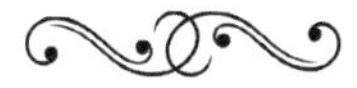

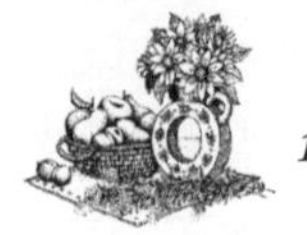

11、秋季[4]

感冒受燥當預防，散寒潤燥飲陳釀。
避開粉菊勿放血，秋日美景亦可享。

11. Autumnus

Frigidus Autumnus siccus prohibet tibi fructus ;
Humida cum calidis prosunt; vini sunt capienda;
De farinacea caveas et phlebotomia;
Proficit ac usus veneris tibi nunc moderatus.

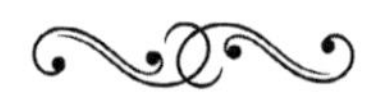

12、冬季

冬日寒冷且潮濕，請君去濕與保暖。
如若放血輕微量，稍作清洗即可痊。
麵包務必烤熟透，食肉請與薄荷伴。
做愛每月限一次，相關事宜規則看。

4 有關春季與夏季的養生指南，清參考詩篇第 85 篇。

不遵前言甚愚妄，遵循前言醫生贊。
君可健康終身享，如有危難易轉安。

12. Wiems

Est Hiems tempus frigidum, humidum, gelidumque;
Calida cum siccis, quantum poteris, tibi tollis;
Phlebotomia modo dabitur, purgatio nulla.
De rusticis simul assatis comedemus.
Omnia carnosa bona sint mixta piperito,
Et tunc venereus semel in mense valet usus;
Venereum do consilium, si lex patiatur.
Quæ si non patitur, tunc his stultum videatur,
Hæc definivit medicorum concio tota;
Nam qui sic vivit, saluti sit sibi vita.

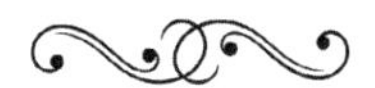

13、各月養生之道：一月

若欲飲酒請微熱，蜂蜜酒則遠離好。
君飲美酒無事端，亦令生活添情調。
烈酒雖有強身名，勿飲過量元氣耗。

適當洗浴潤身體，常食熱食健康保。

13. De Mensibus——Janurius

In Jano claris calidisque vinis potiaris ;

Lædit enim medo tunc potus, ut bene credo;

Ne tibi languores sint, aptos sume liquores;

Nec nimium cogita; communia fercula vita.

Balnea sunt grata; sed potio sit moderata.

Escas per Janum calidas est sumere sanum.

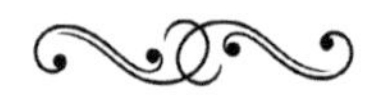

14、各月養生之道：二月

二月靜脈易發熱，減少飲食防飽脹。

確保拇指勿放血，也需當心防著涼。

適宜食物列如下，鵝肉蒔蘿甜菜香。

君若飲酒作小酌，拇指放血無大恙。

14. De Mensibus——Februarius

Nascitur occulta febris Februo tibi multa:

Potibus et escis, si caute vivere velis,

Tunc cave frigora: de pollice sumi cruorem.

Si comedis betam; nee non anserem, vel anethum,

Potio sumetur: in pollice tunc minuatur.

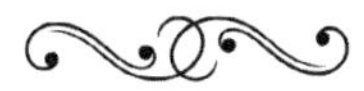

15、各月養生之道：三月

三月有煩憂，體液常致痛。

靜脈勿放血，席間菜根用。

肉則取微熟，爾後取汁濃。

可洗蒸汽浴，甜食味無窮。

15. De Mensibus——Martius

Martius humores pandit, generatque dolores.

Venas non pandes ; radices sedulo mandes ;

Sume cibum modice coctum; si placet, jure.

Balnea sint assa, nee dulcia sint tibi cassa.

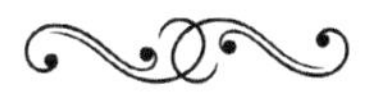

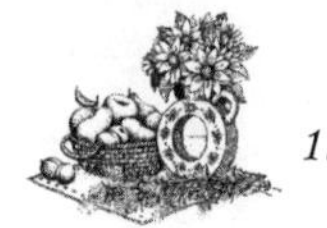

16、各月養生之道：四月

四月春來萬物生，群芳吐秀地蘇醒。
血流漸暖體增熱，肅清污毒全身淨。

16. De Mensibus——Aprilis

Se probat in vere Aprilis vires inhabere;
Cuncta renascuntur; pori terræ aperiuntur.
In quo calefit sanguis recensque recrescit,
Venter solvendus, cruor pedis est minuendus.

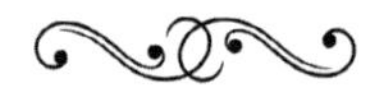

17、各月養生之道：五月

芬芳五月已降臨，全身洗浴煥然新。
君可尋醫行放血，爾後沐浴舒身心。
洗浴當塗抹香脂，艾汁可用無人禁。
山羊奶煮當在先，無論君欲用何品。

17. De Mensibus——Maius

Majo securè laxari sit tibi curæ;

Scindatur vena; sic balnea dantur amcena ;

Cum validis rebus sint balnea, vel cum speciebus.

Absinthi lotio; edes cocta lacte caprino.

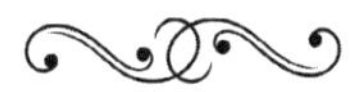

18、各月養生之道——六月

蜂蜜釀酒害健康，君當切勿去品嚐。

莫飲新釀濃啤酒，唯恐膽汁會受傷。

君可盡享生菜葉，天然水飲最適當。

18. De Mensibus——Junius

In Junio gentes perturbat medo bibentes ;

Atque novellarum fuge potum cerevisiarum.

Ne noceat cholera valet ita refectio vere :

Lactucae frondes ede ; jejunus bibe fontes.

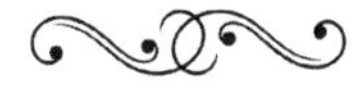

19、各月養生之道——七月

七月酷暑當舒心，放血飲酒不宜為。
睡眠不足誠難耐，注意洗浴與床幃。
若得良飲度此時，佐以八角與鼠尾。[5]

19. De Mensibus——Julius

Cui vult solamen Julius præbet hoc medicamen :
Venam non scindas, nee ventrem potio lædat;
Somnia compescat et balnea cuncta pavescat,
Ac Veneris vota; sit salvia; anethum nota.

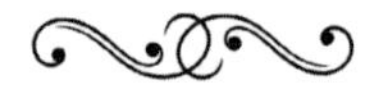

20、各月養生之道——八月

八月暑天欲安享，須時小寐作休息。
切勿貪涼莫感寒。芳心微動生愛意，
美酒誘人莫要飲，洗浴放血當遠離。

---

5 譯者注：此處「鼠尾」指鼠尾草。

燥熱肉食當少進，美味佳餚貪不宜。

20. De Mensibus——Augustus

Quisquis sub Augusto vivat moderamine justo,

Raro dormitet; frigus, co'itum quoque vitet;

Balnea non curet, nee multa comestio ducet;

Nemo laxari debet, nee phlebotomari.

Potio vitetur ac lotio nulla paretur;

Hie calidos vitare cibos, hoc mense nocivos.

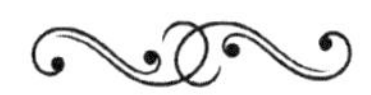

21、各月養生之道——九月

九月食美果亦熟，多種食品利健康。

葡萄梨子與螃蟹，山羊之奶味醇香。

利尿之品最宜飲，此時亦可把血放。

核果味美不應拒，在此時節宜品嚐。

21. De Mensibus——September

Fructus maturi Septembri sunt valituri,

Et pyra, cum vino, poma, cum lacte caprino;

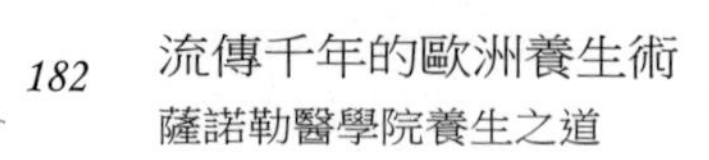

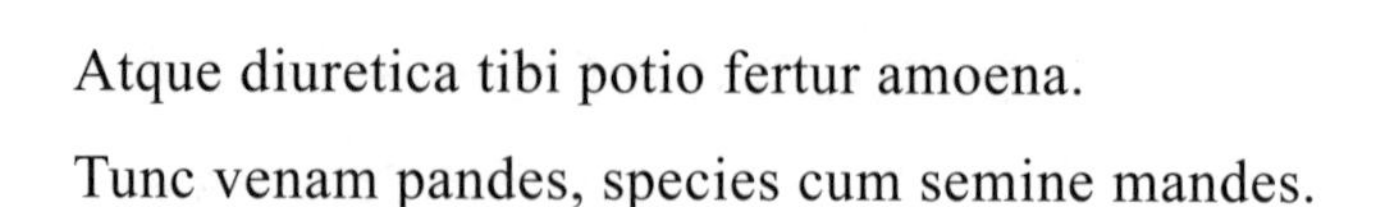

Atque diuretica tibi potio fertur amoena.

Tunc venam pandes, species cum semine mandes.

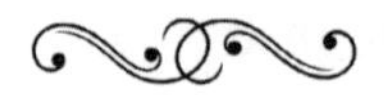

22、各月養生之道——十月

十月降臨穀物收，縱情歡謔且飲酒。

山羊肉質甚良好，禽類肉質亦頗優。

君可盡情享美味，莫忘超過胃承受。

山羊綿羊奶醇香，伴以丁香君無憂。

22. De Mensibus——October

October vina præstet, cibos atque ferinos;

Nee non arietina caro valet, et volucrina.

Quatenus vis comede; sed non præcordia læde,

Lac ede caprinum, caryophyllum lacque ovinum.

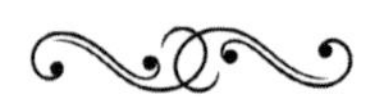

23、各月養生之道——十一月

冬月養生如下言，辛辣生薑君可享。
可飲蜂蜜和蜜酒，洗浴婚禮數量降。
男子或可氣力增，女子浮腫須預防。

23. De Mensibus——November

Ipsa Novembri dat regula; medoque bibatur,
Spica recipiatur, mel, zingiber comedatur.
Balnea cum venere, tunc nullum constat habere.
His vir languescit, mulieris hydrops quoque crescit

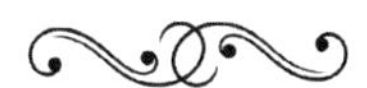

24、各月養生之道：十二月

十二月降臨，切記保暖意。
勿食捲心菜，放血最不宜。
進餐可多食，洗浴當回避。
每日可食用，美酒與野雞。
頭部免風吹，可保君無疾。
欲尋保健飲，肉桂茶可覓。

24. De Mensibus——December

Sanæ sunt membris, calidæ res mense Decembri;

Caulis vitetur, capitalis vena secetur;

Lotio sit rara, sed phas et potio cara;

Frigore sæpe tegas caput, ut sanus ibi degas.

Ut minus segrotes, cinnamona reposita potes.

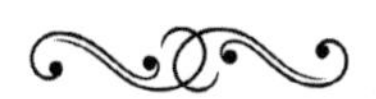

25、日常進食須知

如無下列好習慣，晚餐不利人身體。

飲品果品魚、肉類，稀奇食材當遠離。

若無必要勿飲酒，情緒不佳進餐忌。

饑渴俱有開胃功，為保無憂當牢記。

飲酒注意勿傷身，飲食有度勿恣意。

晚餐油膩或致痛，醫生皆認同此理。

若非由於不得已，饕餮盛宴莫著迷。

出於無奈且應酬，酒奶或致痲風疾。

用餐前後遵慣例，欲享歡謔將手洗。

晚餐過後食麵包，美味佳餚貧民喜。

醫者建言節食欲，得享長生死神避。

25. Generals Regulæ Cibationis

Si non consuesti ccenam, ccenare nocebit.

Res non consuetas, potus, cibos peregrinos,

Pisces et fructus, fuge crebras ebrietates.

Omnem post esum bibere, ne te fore læsum.

Qui possit vere debet hæc jussa tenere;

Non bibe ni sitias, et non comedas saturatus ;

Est sitis atque fames moderata bonum medicamen ;

Si super excedant, important sæpe gravamen.

Cures quando bibes; sanus post talia vives.

Quandocumque potes parce ; post balnea potes.

Ccena brevis, vel ccena levis fit raro molesta;

Magna nocet, medicina docet, res est manifesta;

Nunquam diversa tibi fercula neque vina

In eadem mensa, nisi compulsus capienda.

Si sis compulsus, tolle quod est levius.

Si sumis vina simul et lac, sit tibi lepra.

O puer ante dabis aquam; post prandia dabis.

Pauperibus sanæ sint escæ quotidianæ;

Cœna completa completur tota diæta.

Pone gulæ metas ut sit tibi longior ætas;

Ut medicus fatur; parcus de morte levatur.

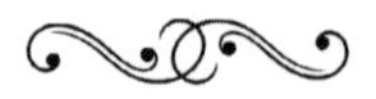

26、進餐次序

用餐始於食肉類，爾後再將咖啡添。

餐間切記勿酗酒，否則胃灼苦難言。

珍饈美味用過後，切記麵包為正餐。

餐後當避火焰烤，以免發熱體難堪。

晚餐用畢可娛樂。散步小憩皆可選。

26. Ordo Dænæ

Prælundant offæ, præcludant omnia coffæ.

Dulciter invadet, sed duriter ilia radet,

Spiritus ex vino quam fundit dextra popino.

Sit tibi postremus panis in ore cibus.

Non juvat a pastu sumpto flagrantior ignis.

Post ccenam stabis aut passus mille meabis.

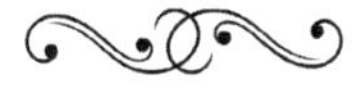

27、蘋果酒與梨酒

梨子蘋果何處好？當在紐斯特里亞。[6]

此地原野生水果，世人稱讚口味佳。

可釀淡酒與烈酒，君當思慮酌飲啞。

涉及健康與肉體，君應三思而後呷。

27. Liquores e Pomo et e Ppro

Jam sua Neustriaci jactent pyra, pomaque campi,

De quibus elicies mustum, calidosque liquores;

Quod si sorbebis, pinguesces atque valebis.

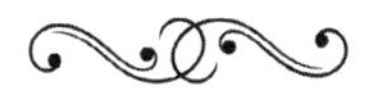

6 譯者注：紐斯特裡亞（Nestria）原指塞納河至盧瓦爾河之間地區，本意為「新征服之地」，此地名之命名也符合墨洛溫王朝（Merovingian Dynasty）建政初期時之情況，但是在薩勒諾詩篇寫就的12世紀，此地名一般指諾曼第（Normandy）。

28、蜂蜜酒

蜂蜜酒味極甘美，魅力無限何以抵。

開胸順氣通腸道，隨後全身輕鬆起。

雖然此酒美味甚，飲罷亦常悔無比。

遍歷四方品佳釀，瓊漿玉液難匹敵。

流血過量亦能阻，是故美名無堪匹。

28. Medo

Odulcis medo, tibi pro dulcedine me do!

Pectus mundificas, ventrem tu, medo, relaxas.

Hoc dicit medo : qui me bibit, hunc ego lædo;

Hoc sic vult medo; cum confestim sibi me do,

Stringit medo venam, et vocem reddit amœnam.

29、咖啡

有人飲後即入睡，有人飲後精神爽。

可解頭痛與胃痛，每月飲之尿通暢。

文火慢烤咖啡豆，選材精純香氣揚。

29. Coffæum

Impedit atque facit somnos, capitisque dolores
Tollere coffæum novit, stomachique vapores;
Urinare facit; crebro muliebra movit.
Hoc cape selectum, validum, mediocriter ustum.

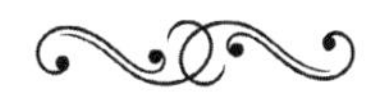

30、洗浴指南

君欲健康避疾病，當遵下述言語行。
浴後睡眠甦醒後，諸般酒漿皆應停。
酷暑抑或嚴寒中，切忌免冠徒步行。
頭痛卡他與紅眼，新傷為害最不輕。
飲食過量或中暑，洗浴令其去無蹤。
餐後洗浴助消化，乾燥蘊熱濕輕鬆，
餐後不久莫洗浴，消食結束入水中。
沐浴怡神如婚禮，此間之利當讀懂。
浴後飲食不利身，古今名醫訓由衷。
鹽水拭身乾燥快，再將冰冷井水用。
溫水洗浴不可久，久則體內濕氣重。

30. De Vsu Balneorum

Si vitare velis morbos et vivere sanus,
Hæc precepta sequi debes, aliosque docere ;
Lotus, jejunus, post somnum non bibes statim ;
Detecto capite sub frigore non gradieris,
Nee sub sole; tibi sunt quia hæc inimica.
Rheuma, dolor capitis, oculus flens, ulcera, plagæ,
Repletus venter, densa æstas, balnea vetent.
Balnea post mensam crassant, sed ante macrassant.
Humida pinguescunt, ast arida sæpe calescunt.
Ventre repleto, balneum intrare caveto,
Sed cum decoctus fuerit cibus, ipsum habeto.
Si fornicasti, vel balnea si visitasti,
Non debes scribere, si vis visum retinere.
Balneo peracto non immediate cibato;
Dimittas potum, nam expertis est bene notum.
Æquoreum lavacrum dessicat corpora multum,
Dulcis aqua stringit, infrigidat membra lavacrum.
Balnea sunt calida, sit in illis sessio parva,
Corporis humiditas ne continuetur in illis.

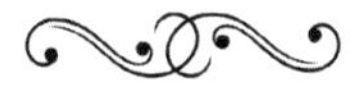

31、起泡酒之功用

美酒可快少年心，劣酒令人志消沉。

美味點心配醇酒，大腦與胃俱歡欣。

濁滯之物始流動，焦慮煩惱一掃盡。

頭腦敏銳視力增，聽覺加強身滋潤。

華髮老者飲此酒，身堅體固返青春。

31. Vini Subtilis Effectus

Vinum subtile facit in sene cor juvenile;

Sed vinum vile reddit juvenile senile.

Dat purum vinum tibi plurima commoda; primum

Confortat cerebrum, stomachum reddit tibi lætum,

Fumos evacuat, et viscera plena relaxat;

Acuit ingenium, visum nutrit, levat aures,

Corpus pinguificat, vitam facit atque robustam.

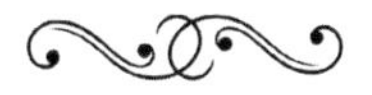

32、新酒之功用

新酒灼胸爽精神，傷害頭腦若火焚。
酒色濃黑易醉人，熾熱便秘又傷身。

32. Vini Nobi Effectus

Dant nova pectori majorem vina calorem;
Urinam procurant, capiti nocumenta ministrant.
Sunt calefactiva generaliter omnia vina.
Ebrius efficitur citius potans vina nigra;
Ventres constringunt, urunt, et viscera lædunt.

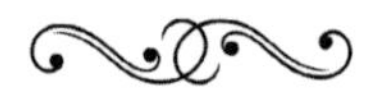

33、睡眠的時間與方式

每夜睡眠需多久？六個小時足已矣。
七個小時甚懶散，八個小時無意義。
若君欲得享安眠，七個小時當謹記。
如果須睡九小時，切記不可再加一。
睡眠時間當幾何？視夜長度定晨起。

如若疼痛誠難忍，睡至十時也可以。[7]
切莫床上作翻滾，四肢不歇難休息。
如若輾轉難入眠，晨睡則有大便利。
適當睡眠皆有利，睡眠過度則無益。
仰臥睡眠最傷身，俯臥減咳誘眼疾。
體位變換誠有利，始於右側利身體。
夜間入眠始右側，醒時歸左方為宜。

33. Tempus et Modus Dormiendi

Sex horis dormire sat est juvenique senique ;
Septem vix pigro, nulli concedimus octo.
Ad minus horarum septem fac sit tibi somnus.
Si licet ad nonam, nunquam ad decimam licet horam;
Si potes, ad noctis normam rege tempora somni;
Si natura dolet, lucis primum adde trientem;
Præstat enim dormire die, quam membra quiete

7 譯者注："Si potes, ad noctis normam rege tempora somni;"一句之本意為，「如若疼痛，睡眠時間可延長至白天三分之一的時間。」按以早晨 6 時為日出時間，18 時日落，白日行至三分之一，即睡眠可延長至上午 10 時左右。

Frustrare; et lucis pars prima aptissima somno est.
Utilis est somnus moderatus cuique animali,
At nimium diuturna quies mala plurima profert.
Pessima forma recumbendi est dormire supinus,
Utilis est tussi prona, sed lumina lædit;
In latus alterutrum præstat se præbere somno
Intentum, et si nihil prohibet, latus elige dextrum.
In dextro latere somnus tuus incipiatur;
Ad latus oppositum finis tibi perficiatur.

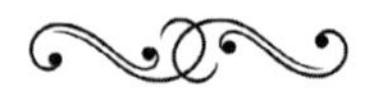

34、自然的呼喚

一日時光雖短暫，排便六次利腎臟。
亦可兩次或三次，國王駕臨亦照常。
即便人多莫為恥，投向自然身心暢。
此道養身眾認可，君若體健莫能忘。
若是忽視天警告，病魔纏身逃無方。

34. Ventositas et Mictura

Si sumas ovum, molle sit atque novum.

Filia presbyteri jubet hæc pro lege teneri;

Quod bona sunt ova Candida, longa, nova;

Hæc tria sunt norma; verualia sunt meliora;

Et gallinarum tibi sint, non aliarum.

Post ovum bibens, medico clam surripo pcenam.

Anseris ovum non bene nutrit, nee bene solvit;

Gallinæ coctum, non ex tote bene nutrit,

Et leviter solvit; non est sanabile frixum.

Post ovum molle, bonum haustum tibi tolle;

Post durum, bibe bis, sic sano corpore vivis.

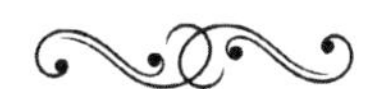

35、蛋類

蛋類選取遵下言，必先擇取新產蛋。

牧師之女謹囑託，選蛋原則新、長、軟。

若論何種蛋優良，散養家禽黎明產。

食蛋過後復作飲，體格健壯聲音炫。

鵝蛋價廉難消化，醫生評價亦有言。
諸種禽類實蕃多，如若油炸消化難。
新鮮飲料下肚後，爾後再進軟糯蛋。
假若蛋食變堅硬，兩杯下肚可安然。
若君謹守此原則，必令身體得壯健。

35. Oba

Si sumas ovum, molle sit atque novum.
Filia presbyteri jubet hæc pro lege teneri;
Quod bona sunt ova Candida, longa, nova;
Hæc tria sunt norma; verualia sunt meliora;
Et gallinarum tibi sint, non aliarum.
Post ovum bibens, medico clam surripo pcenam.
Anseris ovum non bene nutrit, nee bene solvit;
Gallinæ coctum, non ex tote bene nutrit,
Et leviter solvit; non est sanabile frixum.
Post ovum molle, bonum haustum tibi tolle;
Post durum, bibe bis, sic sano corpore vivis.

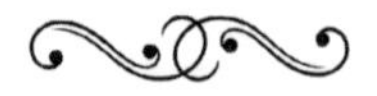

36、人生得意時

音樂甜美撫人心，摯友作伴心舒暢。
皆著錦衣新且美，遠離哀傷心花放。
或有佳人示愛意，令君心動如鹿撞。
美食佳釀列席間，不可暴食恐身傷。
君當力行上述言，疾病遠去保健康。

36. Lætificantia

Carmina lætificant animum, persæpe jocosa
Fcemina ; jucunda cole, desere litigiosa;
Sæpe tibi vestis novitas sit speciosa,
Interdumque thoro sit amica tibi generosa.
Fercula sic sapias, et pocula sume morosa;
Indulgere gulæ caveas, contemne gulosa;
Vivere morose studeas, fugias vitiosa.

~跋~

醫藥之花至此盡，欣喜碩果得豐收。

謹向寶座基督禱，六翼天使常護佑。

阿門！

Valedictorp

Explicit tractatus qui Flos Medicinæ vocatur.

Auctor erat gratus, per quem fuit abbreviatus;

Sublimis status ccelo sit ei preparatus;

Christi per latus stet cum Sanctis elevatus.

Amen!

國家圖書館出版品預行編目資料

流傳千年的歐洲養生術：薩諾勒醫學院養生之道 / 汪浩譯 . --
初版 . -- 臺北市：博客思，2020.11
面；　公分
ISBN 978-957-9267-69-4（平裝）
1. 健康法 2. 養生 3. 歐洲
411.1　109009236

醫療保健 9

流傳千年的歐洲養生術：
薩諾勒醫學院養生之道

譯　　者：汪浩
主　　編：張加君
編　　輯：陳勁宏、楊容容
美　　編：陳勁宏
封面設計：陳勁宏
出 版 者：博客思出版事業網
發　　行：博客思出版事業網
地　　址：台北市中正區重慶南路 1 段 121 號 8 樓之 14
電　　話：(02)2331-1675 或 (02)2331-1691
傳　　真：(02)2382-6225
E—MAIL：books5w@gmail.com 或 books5w@yahoo.com.tw
網路書店：http://bookstv.com.tw/
https://www.pcstore.com.tw/yesbooks/
https://shopee.tw/books5w
博客來網路書店、博客思網路書店
三民書局、金石堂書店
經　　銷：聯合發行股份有限公司
電　　話：(02) 2917-8022　　傳 真：(02) 2915-7212
劃撥戶名：蘭臺出版社　　帳號：18995335
香港代理：香港聯合零售有限公司
電　　話：(852)2150-2100　　傳真：(852)2356-0735
出版日期：2020 年 11 月 初版
定　　價：新臺幣 320 元整（平裝）
ISBN：978-957-9267-69-4